NOTIONS

sur

l'Extérieur, l'Hygiène et la Ferrure du cheval

à l'usage des Candidats au Brevet d'aptitude aux armes à cheval

Par A. CARRIÈRE

VÉTÉRINAIRE EN 1er

Conférencier à la Société de Préparation militaire l'*Escadron Girondin*

~~~~~

Illustrations de E. CHARLET

Vice-Président de l'*Escadron Girondin*

PARIS

Henri CHARLES-LAVAUZELLE

ÉDITEUR MILITAIRE

10, Rue Danton, Boulevard St-Germain, 118

MÊME MAISON A LIMOGES

1913
~~~~~

NOTIONS

sur

l'Extérieur, l'Hygiène et la Ferrure du cheval

à l'usage des Candidats au Brevet d'aptitude aux armes à cheval

Par A. CARRIÈRE

Vétérinaire en Ier

Conférencier à la Société de Préparation militaire l'*Escadron Girondin*

~~~~~~

Illustrations de E. CHARLET

Vice-Président de l'*Escadron Girondin*

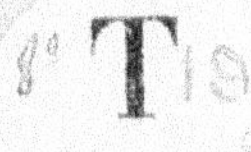

PARIS

[H]enri CHARLES-LAVAUZELLE

ÉDITEUR MILITAIRE

10, Rue Danton, Boulevard St-Germain, 118

MÊME MAISON A LIMOGES

1913
~~~~~~

Notions sur l'Extérieur, l'Hygiène
et la
Ferrure du Cheval

AVANT-PROPOS

Le développement pris, de nos jours, par les Sociétés de préparation militaire, le grand nombre de candidats qui, tous les ans, se présentent au brevet d'aptitude à l'arme de la cavalerie, nous ont engagé à faire paraître ce petit abrégé.

Appelé à faire des conférences sur l'extérieur du cheval aux élèves d'une des plus actives et des plus sérieuses Sociétés de préparation militaire, nous avons cru reconnaître la nécessité de la publication d'un petit traité qui permettra aux candidats de se préparer consciencieusement à l'épreuve d'hippologie.

La division du cheval en régions, l'étude particulière de chacune de ces régions, est le plan généralement adopté, que nous-même avons suivi.

La connaissance des tares des membres offrant une très grande importance, nous nous sommes efforcé d'être aussi complet que possible sans toutefois nous attarder sur des détails trop complexes.

L'âge du cheval, les signes permettant de reconnaître cet âge, les robes, les signalements, les aplombs, sont tour à tour étudiés.

L'examen de la conformation du cheval, c'est-à-dire de son extérieur, nécessitant la connaissance de certaines questions annexes, nous faisons précéder notre modeste travail, de généralités sur l'organisation et la physiologie du cheval, et nous passons rapidement en revue l'étude des fonctions des grands appareils de l'organisme des équidés.

En un chapitre spécial, nous traitons de l'hygiène; par la connaissance des règles qui président au bien-être du cheval, le futur cavalier prouvera qu'il sera *vraiment digne d'utiliser ce bel et brave animal qui deviendra plus tard son fier compagnon d'armes.*

L'anatomie du pied *du cheval fait l'objet d'une étude particulière; le proverbe anglais :* « No foot, no horse » *(pas de pied, pas de cheval) explique, sans autres commentaires, l'intérêt que l'on doit porter à la description de l'extrémité inférieure du membre.*

Nous terminons, enfin, par quelques considérations générales sur la ferrure.

Grâce à la collaboration aussi précieuse que désintéressée de notre excellent ami Charlet, vice-président de l'Escadron girondin, *il nous a été permis de doter ce petit ouvrage de nombreuses illustrations, dont la finesse et la clarté aideront beaucoup à la compréhension du texte.*

Malgré l'étendue du sujet à traiter, nous nous sommes efforcé d'être aussi bref que possible. Le but unique que nous avons poursuivi a été celui de faire œuvre utile en apprenant à l'élève cavalier ce qu'il doit connaître sur tout ce qui intéresse le cheval.

Aurons-nous atteint ce but? Espérons-le. Ce sera pour nous la plus grande satisfaction.

A. Carrière.

Notions sur l'Extérieur, l'Hygiène

et la

Ferrure du Cheval

PREMIÈRE PARTIE

CHAPITRE PREMIER

DU SQUELETTE

Le *squelette* du cheval est la charpente osseuse de cet animal; il est formé d'un certain nombre d'*os*, de volumes différents, placés à la suite, ou à côté les uns des autres. Ces os, de consistance très dure, ont pour but, par leur assemblage, de supporter la machine animale; certains jouent le rôle de protecteurs vis-à-vis des parties intérieures du corps, d'autres contribuent aux mouvements.

Le *rachis*, encore appelé *colonne vertébrale*, est la partie médiane du squelette sur laquelle les autres os viennent s'appliquer directement ou indirectement. Horizontalement placée, limitée, en avant, par les os de la tête, en arrière, par les os de la queue, la colonne vertébrale est constituée par une série d'os plus ou moins volumineux, de longueurs différentes, en général mobiles les uns sur les autres, appelés *vertèbres*.

Ces vertèbres sont réparties ainsi qu'il suit :

Les vertèbres du *cou*, au nombre de sept, appelées *vertèbres cervicales* (fig. 2) sont caractérisées par la facilité qu'elles ont de jouer les unes sur les autres. Cette admirable disposition permet les mouvements latéraux et verticaux de l'encolure dont les vertèbres cervicales constituent la base osseuse. Les deux premières vertèbres cervicales, c'est-à-dire celles qui sont situées immédiatement en arrière de la tête, prennent les noms d'*atlas* (fig. 2) pour la première, d'*axis* (fig. 2) pour la deuxième.

Les vertèbres de la région du *dos*, appelées *vertèbres dorsales*, sont au nombre de *dix-huit* (fig. 2).

Six vertèbres *lombaires* (fig. 2), ainsi dénommées parce qu'elles sont situées au niveau du *rein*, font suite aux vertèbres dorsales.

A leur suite, existent *cinq* vertèbres *sacrées* (fig. 2); leur soudure intime contribue à former le *sacrum*.

Enfin, la colonne vertébrale est terminée, en arrière, par quinze à dix-huit (leur nombre est variable) vertèbres *coccygiennes* (fig. 2). Constituant la base osseuse de la queue, ces vertèbres diminuent de volume d'avant en arrière et sont douées d'une grande mobilité les unes sur les autres.

Il est à remarquer que les vertèbres dorsales et les vertèbres lombaires sont plus intimement liées entre elles que les vertèbres cervicales, car, outre qu'elles supportent le corps de l'animal, elles ont pour mission de transmettre aux régions antérieures les mouvements provoqués par les membres postérieurs.

Les vertèbres, à quelque région qu'elles appartiennent, sont percées, en leur centre, d'avant en arrière, d'une large ouverture (*trou vertébral*) (fig. 1); la juxtaposition de ces différents orifices qui traversent les vertèbres d'outre en outre, concourt à former un long canal appelé *canal rachidien*, dans lequel est logée la *moelle épinière*.

Sauf sur les vertèbres cervicales, chaque vertèbre présente à considérer une partie appelée *corps* de la vertèbre (lequel est porteur de l'orifice dont il vient d'être parlé) et de trois prolongements de longueur

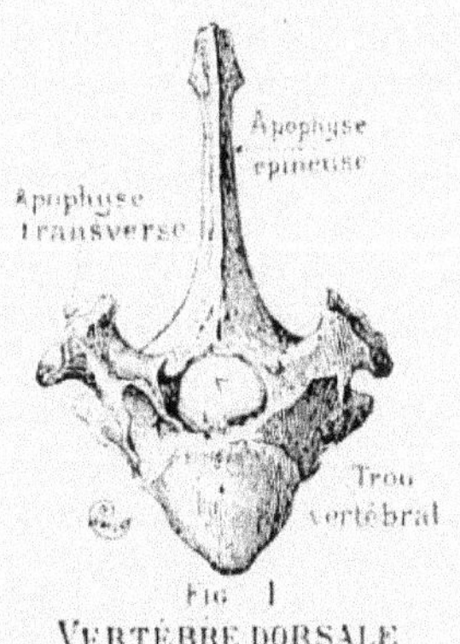

Fig. 1
VERTÈBRE DORSALE

variable : un prolongement supérieur appelé *apophyse épineuse*, et deux prolongements latéraux, nommés *apophyses transverses*, situés de part et d'autre du corps de la vertèbre (fig. 1).

Les premières vertèbres dorsales sont ornées de grandes apophyses épineuses dont la longueur décroît d'avant en arrière. Ces prolongements constituent la base osseuse du *garrot*.

De chaque côté du rachis, partent, sur la région du dos, des arcs osseux appelés *côtes*, présentant une courbure d'autant plus accentuée que celles-ci sont plus postérieurement situées.

Au nombre de *dix-huit*, ces côtes sont reliées et maintenues au rachis par des ligaments très flexibles afin de faciliter les mouvements respiratoires.

Les huit premières côtes, unies dans leur partie inférieure à une pièce ostéo-cartilagineuse, appelée *sternum*, sont dénommées *côtes sternales* (fig. 2).

Les dix dernières côtes, très courtes, sont prolongées par un cartilage qui les relie au sternum; en raison de ce caractère, elles ont été appelées *côtes asternales* (fig. 2).

L'ensemble des côtes, de la colonne vertébrale et du sternum, constitue la *cage thoracique*.

Dans la région postérieure de la colonne vertébrale, au niveau du sacrum, se trouve une sorte de cavité osseuse, appelée *bassin*, qui est formée par l'union du sacrum et de deux pièces latérales, les *coxaux* (fig. 2). Chaque coxal comprend deux parties distinctes : l'*ilium* en avant (fig. 2), l'*ischium* en arrière (fig. 2). Ces deux os sont très intimement soudés entre eux.

Dans le bassin sont logées les dernières portions de l'intestin, la vessie et la matrice chez les femelles.

Le squelette des membres antérieurs offre à considérer, en l'examinant de haut en bas :

L'os de l'épaule, encore appelé *omoplate* ou *scapulum* (fig. 2).

L'os du bras ou *humérus* (fig. 2).

Les os de l'avant-bras, au nombre de deux, soudés ensemble, le *radius* (os principal) et le *cubitus* (fig. 2). L'extrémité supérieure du cubitus, qui est saillante, se nomme l'*olécrâne*.

Les os du genou ou os du *carpe* (fig. 2), sont de petits osselets, placés en deux rangées superposées, réunis par des ligaments extrêmement solides.

L'os du canon, plus techniquement dénommé *métacarpien principal*, auquel sont juxtaposés, en dehors et en dedans, deux os de moindre importance, les *métacarpiens rudimentaires* ou *péronés* (fig. 2).

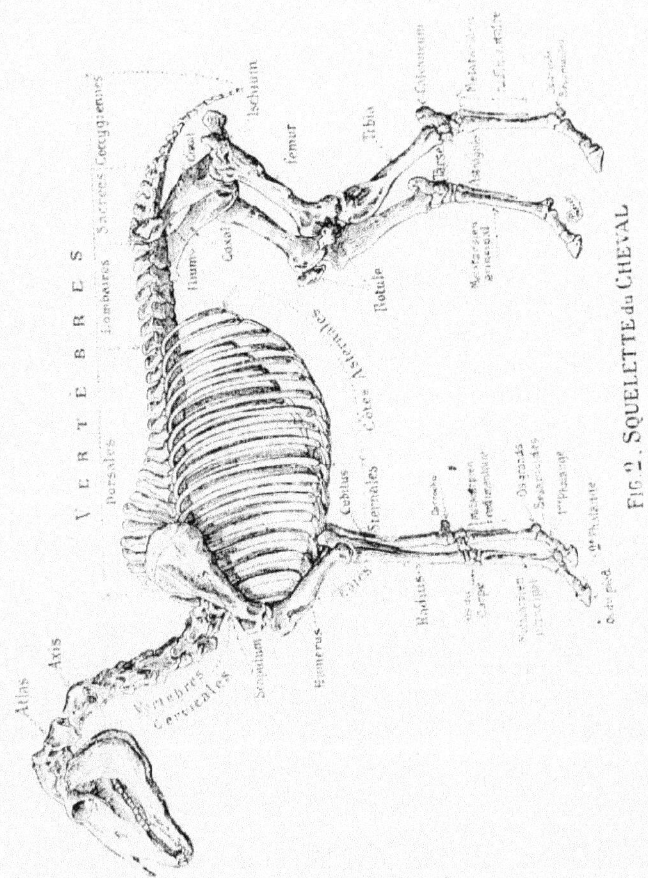

FIG. 2. SQUELETTE du CHEVAL

L'os du pâturon, constitué par la première phalange (fig. 2).

Les os *grands sésamoïdes*, au nombre de deux, sont situés en arrière de l'union du métacarpien principal à la première phalange (fig. 2).

L'os de la couronne, qui n'est autre que la deuxième phalange (fig. 2); enfin, l'os du pied, ou troisième phalange (fig. 2).

Le squelette des membres postérieurs est uni à la colonne vertébrale par le bassin.

Sur le coxal, au niveau de la soudure de l'ilium et de l'ischium, existe une cavité dans laquelle vient se loger l'os de la cuisse, appelé *fémur* (fig. 2).

Vient ensuite l'os de la jambe ou *tibia* (fig. 2).

En avant de l'extrémité inférieure du fémur et de l'extrémité supérieure du tibia existe un os appelé *rotule* (fig. 2).

Le *jarret*, encore nommé *tarse*, est, comme le genou, formé par deux assises d'os. La rangée supérieure ne comprend que deux os, les plus gros, qui sont le *calcanéum* et l'*astragale* (fig. 2). La rangée inférieure est constituée par quatre osselets, quelquefois cinq par suite de la non soudure de deux d'entre eux.

Comme le canon des membres antérieurs, celui des membres postérieurs comporte trois os, mais ils prennent les noms de *métatarsien principal* et *métatarsiens rudimentaires* ou *péronés postérieurs*.

A partir du canon, les os sont les mêmes qu'aux membres antérieurs; ils portent d'ailleurs des appellations semblables : première, deuxième et troisième phalange.

Il est à remarquer que les os des membres ne sont pas directement dans le prolongement les uns des autres; ils sont répartis de façon à former des angles, lesquels ont pour but d'amortir les chocs et les réactions.

Les os se correspondent par des points déterminés moulés les uns sur les autres pour constituer, par leur union, une *articulation*.

Pendant les mouvements, le jeu des os d'une articulation est rendu plus aisé grâce à la présence, dans l'articulation même, d'une membrane qui la tapisse (*synoviale*) et sécrète une sorte d'huile animale, un liquide lubréfiant appelé *synovie*.

Les articulations prennent les noms des os qui concourent à les former. C'est ainsi que nous avons pour les membres antérieurs : l'articulation *scapulo-humérale* (pointe de l'épaule); l'articulation *huméro-radiale*;

les articulations *radio-carpienne* et *carpo-métacarpienne*, qui constituent, par leur ensemble, le genou; l'articulation *métacarpo-phalangienne* (boulet).

Les membres postérieurs offrent l'articulation *coxo-fémorale;* l'articulation *fémoro-tibio-rotulienne* (grasset); les articulations *tibio-tarsienne* et *tarso-métatarsienne*, dont l'ensemble représente l'articulation du jarret; l'articulation *métatarso-phalangienne* (boulet).

Ainsi que nous l'avons déjà dit, ces articulations concourent à l'amortissement des réactions, surtout pendant les allures vives. Elles sont renforcées par des ligaments et des tendons. Ceux-ci sont de deux sortes : les tendons fléchisseurs qui, ainsi que l'indique leur nom, ont pour mission de provoquer la flexion du membre; les tendons extenseurs redressent le membre fléchi.

Autour des os, se trouvent les muscles qui recouvrent la totalité de la charpente osseuse, sauf sur les parties inférieures des membres, au-dessous des genoux et des jarrets. La propriété essentielle du muscle est sa contractilité : il a, en effet, la faculté de se raccourcir et de reprendre son volume primitif suivant la volonté de l'animal. Le muscle est donc sous la dépendance directe du cerveau.

De même que pour les tendons, nous avons deux catégories de muscles : les fléchisseurs et les extenseurs. Ces deux sortes de muscles sont antagonistes, c'est-à-dire que lorsque les uns se contractent, les autres s'allongent, et inversement.

Les muscles concourent aussi à la consolidation des articulations; ils sont parfois terminés par des tendons, lesquels ont pour unique mission de transmettre les mouvements engendrés par les muscles. Il ne faut pas perdre de vue que le muscle *seul* a la propriété de se contracter, de se raccourcir; le tendon ne se contracte pas et, semblable à une corde, il ne fait qu'assurer la transmission du mouvement provoqué par le muscle et ne joue qu'un rôle absolument passif.

CHAPITRE II

DE LA NUTRITION

L'organisme du cheval, comme celui de l'homme et des autres animaux a pour mission de produire de la force, du mouvement, en même temps qu'il élabore de la matière vivante pour se régénérer. N'étant pas, par lui-même, une source de force ni un foyer de rénovation des tissus vivants, cet organisme doit emprunter aux matières alimentaires les éléments nécessaires à cette production. La métamorphose de l'aliment en énergie a pris le nom de *nutrition*.

Les aliments ne peuvent, tels qu'ils sont dans la nature, apporter à l'organisme l'énergie qu'il leur demande. Ils devront, tout d'abord, être fluidifiés suffisamment pour pouvoir être déversés dans le courant sanguin, et, dès que cette sorte de liquéfaction sera accomplie, l'organisme ne gardera que les matériaux qui lui seront utiles et il rejettera ceux qui ne pourront lui servir. Cette série de transformations est appelée la *digestion*.

Introduits dans la bouche, les aliments sont soumis à une mastication prolongée; ils sont broyés par les dents, afin que leur partie nutritive soit mise à découvert et mélangée à la salive, laquelle est sécrétée par les glandes salivaires.

Ainsi broyés au contact de la salive, les aliments commencent à subir une première transformation; ils représentent une sorte de bouillie semi-liquide appelée *bol alimentaire*.

Dès qu'il est constitué, le bol alimentaire est dégluti et passe dans un long canal musculeux appelé *œsophage*, pour se déverser dans l'*estomac*.

Ce dernier, qui est un réservoir animé de contractions provoquant un brassage des bols alimentaires, est tapissé intérieurement d'une membrane qui sécrète un liquide appelé *suc gastrique*. Les aliments, dissous en partie au contact de ce liquide, prennent l'aspect d'une pâte demi-fluide appelée *chyme*.

Grâce aux contractions de l'estomac, les matières alimentaires, déjà transformées, sont déversées dans l'intestin, où, au contact de la *bile*, sécrétée par le *foie*, leurs matières grasses, qui avaient résisté à la salive et au suc gastrique, subissent des modifications. Les parties dissoutes, liquéfiées, des matières alimentaires prennent alors le nom de *chyle*, passent au travers des parois des vaisseaux sanguins qui parcourent l'intestin sur toute son étendue, et charriées par le sang, vont apporter dans tous les coins de l'organisme, les matériaux dont celui-ci a besoin.

Les déchets de la digestion, c'est-à-dire la partie des matières alimentaires ayant résisté à l'action de la salive, du suc gastrique et de la bile, après avoir été modelés dans les dernières portions de l'intestin, sont rejetés par l'anus et constituent les excréments, appelés *crottins* chez le cheval.

CHAPITRE III

DE LA RESPIRATION

La respiration est l'acte par lequel l'organisme se débarrasse des déchets accumulés en lui par suite de la combustion des matériaux ayant servi à produire de l'énergie. Sans cette opération l'organisme ne tarderait pas à être empoisonné par l'ensemble de ces résidus. Toutes les parties du corps de l'animal concourent à la création de l'énergie; il y a donc des combustions et, par suite, des déchets, en tous les points de l'organisme. Celui-ci, en produisant du travail, brûle une partie de sa propre substance, et, comme pour le cas de tout tissu qui se consume, cette combustion laisse des résidus constitués par un corps simple appelé *carbone.*

Ces derniers sont apportés par le sang, qui leur sert de véhicule, en un point déterminé où ils seront l'objet d'une combustion complète en présence de l'*oxygène* de l'air. Le point déterminé où a lieu le contact des résidus de l'organisme et de l'oxygène est le *poumon* : le carbone entre en combinaison avec l'oxygène pour former de l'*acide carbonique*, qui est rejeté dans l'atmosphère.

Examiné d'avant en arrière, l'appareil de la respiration se compose des *cavités nasales*, du *larynx*, de la *trachée* (conduit mettant en communication le larynx avec le poumon) et du *poumon*. Celui-ci est un organe très perméable à l'air; on y remarque, faisant suite à la trachée, deux gros canaux formant un angle à sommet supérieur, appelés *bronches*.

Chacune de ces bronches se subdivise; ces subdivisions se ramifient elles-mêmes à la manière des branches d'un arbre et prennent le nom de *bronchioles*. Le calibre des bronchioles va en diminuant au fur et à mesure qu'elles s'éloignent davantage des bronches. Les dernières bronchioles, les plus excentriques ainsi que les plus fines, sont terminées par une sorte de cul-de-sac appelé *alvéole pulmonaire*. Chacune de ces alvéoles est tapissée, en son intérieur, de vaisseaux sanguins dont les parois sont constituées par des membranes d'une extrême minceur.

Maintenant que nous connaissons le but de la respiration ainsi que les organes faisant partie de l'appareil respiratoire, il nous reste à savoir à l'aide de quels moyens s'opère l'oxydation des résidus renfermés dans le sang.

Deux mouvements président au phénomène de la respiration : l'*inspiration*, c'est-à-dire l'entrée de l'air atmosphérique dans la cavité pulmonaire et l'*expiration*, acte par lequel l'air inspiré est rejeté dans l'atmosphère.

Le premier mouvement est caractérisé par le passage de l'air dans les cavités nasales d'abord, dans la trachée ensuite, et enfin dans le poumon.

Les côtes se soulèvent et augmentent ainsi la capacité de la poitrine, tandis que la cloison musculaire (*diaphragme*) qui sépare la poitrine de la cavité abdominale est repoussée en arrière et que la masse intestinale, comprimée de ce fait, agit sur les muscles du ventre qui se relâchent.

Pendant l'inspiration, l'air pénètre dans les milliers d'alvéoles pulmonaires et traverse ensuite les parois des vaisseaux sanguins qu'elles renferment. Il cède son oxygène, qui se combine au carbone du sang pour former de l'acide carbonique, et ce dernier, étant gazeux, passe à travers les parois vasculaires pour se loger dans les alvéoles. A ce moment, les mouvements d'expiration entrent en jeu pour débarrasser le poumon de cet air vicié et le rejeter dans l'atmosphère. Pour cela, les côtes, soulevées, s'abaissent; les muscles du ventre se contractent et refoulent l'intestin contre le diaphragme, qui reprend sa position primitive. La poitrine est ainsi diminuée de capacité, le poumon reprend sa forme antérieure et l'air délétère est expulsé hors de l'organisme.

CHAPITRE IV

DE LA CIRCULATION

La circulation, phénomène par lequel le sang circule dans tout l'organisme, a pour agent principal le *cœur*, représenté par un gros muscle affectant la forme globuleuse. Creusé de cavités intérieures, les supérieures (oreillettes) communiquant avec les inférieures (ventricules), cet organe est constamment animé de mouvements alternatifs de contraction et de dilatation, et, semblable à une pompe aspirante pendant sa dilatation, foulante pendant sa contraction, il donne au sang un mouvement de progression ininterrompu.

Du cœur partent deux séries de canaux qui se distribuent dans tout le corps en se divisant en branches, lesquelles se subdivisent en branches secondaires, celles-ci en tertiaires et successivement ainsi, en diminuant de calibre.

Ces deux systèmes de canaux communiquent ensemble par leurs troncs, de telle sorte que le sang qu'ils renferment est continuellement en mouvement dans ce cycle fermé.

Une partie de ces canaux a pour rôle de transporter le sang refoulé par les contractions du cœur depuis ce dernier organe jusqu'aux extrémités : ce sont les *artères*. L'autre partie, renfermant le sang qui va être aspiré au moment de la dilatation du cœur et qui, venant de la périphérie, est dirigé vers celui-ci, est constitué par les *veines*. Le sang va donc du cœur dans les artères, des artères dans les veines et des veines dans le cœur. Il est à noter qu'au moment où le système artériel s'abouche avec le système veineux, les très nombreuses ramifications artérielles et veineuses sont d'un calibre tellement restreint, qu'on leur a donné le nom de *capillaires* (de *capillus*, cheveu).

Le sang sort du cœur par l'artère aorte; d'une belle couleur rouge vif, il chemine à travers toutes les parties du corps, absorbe, lors de son passage au niveau de l'intestin, tous les matériaux digérés provenant des aliments, les transporte et les dépose sur tous les points de l'organisme. Il débarrasse en même temps ce dernier des déchets formés par les combustions; il prend alors une teinte rouge foncé et retourne au cœur par la voie des veines caves. Ce sang, rempli d'impuretés, est alors envoyé, grâce aux contractions du cœur, par l'artère pulmonaire, dans le poumon, où il rencontre de l'oxygène qui le débarrasse de ses résidus en les transformant en acide carbonique. Ainsi purifié, le sang passe dans la veine pulmonaire, retourne au cœur, lequel le chasse de nouveau dans l'organisme, et ainsi de suite indéfiniment.

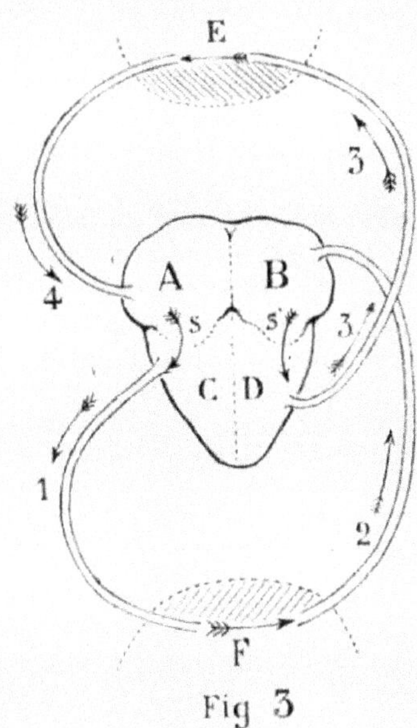

Fig 3

Schéma de la grande et de la petite circulation.

A, B. Oreillettes. — C, D. Ventricules. — S et S'. Valvules.
1 Artère aorte conduisant le sang dans toutes les parties du corps F.
2 Veines caves conduisant le sang vers le cœur.
3 Artère pulmonaire conduisant le sang aux poumons E.
4 Veine pulmonaire ramenant le sang au cœur.

Il y a donc deux sortes de circulations. La première, qui consiste à apporter à l'organisme, par l'intermédiaire du sang, tous les éléments dont il a besoin et à le débarrasser de ses résidus; c'est la *grande circulation*. La deuxième a pour but de conduire le sang dans le poumon aux fins d'épuration; elle est appelée *petite circulation*.

CHAPITRE V

DES SÉCRÉTIONS

Toutes les impuretés de l'organisme ne sont pas détruites, en totalité, par l'action de l'oxygène de l'air sur le sang, dans la cavité pulmonaire. Seules, les matières susceptibles de prendre la forme gazeuse sont soumises à une combinaison avec l'oxygène pour être exhalées ensuite.

Les résidus solides que le sang tient en dissolution sont rejetés, avec la sueur sécrétée, par des glandes ayant leur siège dans l'intérieur de la peau, appelées *glandes sudoripares*. L'élimination s'effectue aussi à l'aide des *reins*, lesquels, ayant le rôle très important de faire subir au sang une sorte de filtration lors de son passage dans ces organes, retiennent les déchets qui passent dans l'urine et sont expulsés avec celle-ci.

IIe PARTIE

CHAPITRE PREMIER

DE L'EXTÉRIEUR DU CHEVAL

De même qu'il est nécessaire à un mécanicien de connaître la machine qu'il est appelé à faire fonctionner, de même le cavalier, pour tirer le meilleur parti possible de sa monture, doit être apte à apprécier les qualités et les défauts de tout ou partie de ce moteur vivant auquel il demande des services.

On ne peut devenir un parfait cavalier, si, aux qualités équestres, ne viennent s'adjoindre des connaissances spéciales permettant de se rendre compte de la valeur d'un cheval.

L'ensemble de ces connaissances qu'il est indispensable de posséder est résumé dans l'expression « extérieur », c'est-à-dire l'étude de la conformation du cheval.

Il ne faut pas se le dissimuler, cette étude présente de très nombreuses difficultés, dont on ne tarde pas à s'apercevoir dès que l'on est appelé à en faire l'application sur un cheval donné, et ce n'est que grâce à une longue habitude qu'il devient possible de juger sûrement et sainement. Voir d'un simple coup d'œil le point faible d'un cheval, les défectuosités qu'il présente, les tares dont il est porteur, n'est pas chose aisée. Aussi espérons-nous que les connaissances théoriques que nous allons nous efforcer de développer seront une grande aide, en attendant que, perfectionnés par l'expérience, les débutants soient capables de bien juger un cheval comme bête de service.

Les expressions « défectuosités », « tares », viennent d'être employées sans que leur signification ait été donnée. Comme elles seront souvent employées dans le cours de cet ouvrage, de même que le mot « beauté », il y a lieu d'en faire connaître, une fois pour toutes, les définitions respectives.

Beautés. — On entend par *beauté*, en extérieur, tout ce qui, chez le cheval, représente la vigueur, l'énergie, la force.

Il est à remarquer que le mot beauté, dans le cas qui nous intéresse, ne veut pas définir ce qui est beau, mais ce qui est *bon;* ce n'est donc pas ce qui plaît à l'œil, mais bien ce qui possède de la qualité. On dira « ce cheval est beau » pour signifier que c'est un bon cheval.

Les beautés ont été divisées en *absolues* et *relatives.* Les premières sont celles qui sont indispensables, *indistinctement,* à tous les chevaux, sans qu'il y ait lieu de faire entrer en ligne de compte les genres de services auxquels ils sont ou seront employés.

Les *beautés relatives* sont celles qui permettent de spécialiser un cheval pour un service déterminé. Ainsi, pour un cheval de selle, nous verrons qu'on doit rechercher une tête légère, une encolure longue qui sont autant de beautés relatives. Au contraire, il nous sera donné d'apprendre que, pour l'animal de gros trait, celles-ci sont représentées par une forte musculature, un poitrail large, des membres courts, etc., lesquelles sont tout à fait opposées aux beautés relatives que doit offrir le cheval de selle.

Défectuosités. — Le mot « défectuosité » étant l'antonyme de beauté, une région sera dite défectueuse lorsqu'elle ne présentera pas les caractères de la vigueur, de l'énergie, de la force.

Les défectuosités sont, elles aussi, divisées en *absolues* et *relatives.*

Dites *absolues*, elles exigent le rejet de l'animal, sans aucune restriction, quel que soit le genre de service auquel on doive l'utiliser. Des membres grêles, des pieds mal conformés, des côtes plates, sont autant de défectuosités absolues.

Les défectuosités sont *relatives*, lorsqu'elles portent un préjudice quelconque au genre de service que le cheval est appelé à faire. Une tête lourde, une encolure courte, un large poitrail sont considérés comme des défectuosités relatives quand ces régions sont telles sur un cheval de selle; il n'en serait pas de même s'il s'agissait d'un cheval de trait.

Cela nous amène à dire que ce qui est une beauté pour le cheval de trait devient une défectuosité pour le cheval de selle et inversement.

Tares. — On désigne sous le nom de « tare », toute trace manifeste, anormale, siégeant sur la peau ou dans les régions sous-jacentes, amenant une dépréciation de l'animal sur lequel on la constate.

Les cicatrices, les traces de cautérisations, les tumeurs, les dépilations, sont des tares; le cheval perd de sa valeur suivant leur degré de gravité.

Les tares situées sur les membres ont, surtout, une grande importance; pour cette raison, elles feront, dans le cours de notre ouvrage, l'objet d'un chapitre spécial.

CHAPITRE II

DE L'ÉTUDE DES RÉGIONS DU CHEVAL

Le corps du cheval est théoriquement divisé en trois parties :

1° L'*avant-main* (A, fig. 4), qui présente les subdivisions suivantes : la *tête*, l'*encolure*, le *garrot*, le *poitrail*, l'*ars*, l'*inter-ars* et les *membres antérieurs;*

2° Le *corps* proprement dit (B, fig. 4), auquel sont rattachés : le *dos*, le *rein*, les *flancs*, le *passage des sangles*, les *côtes* et le *ventre;*

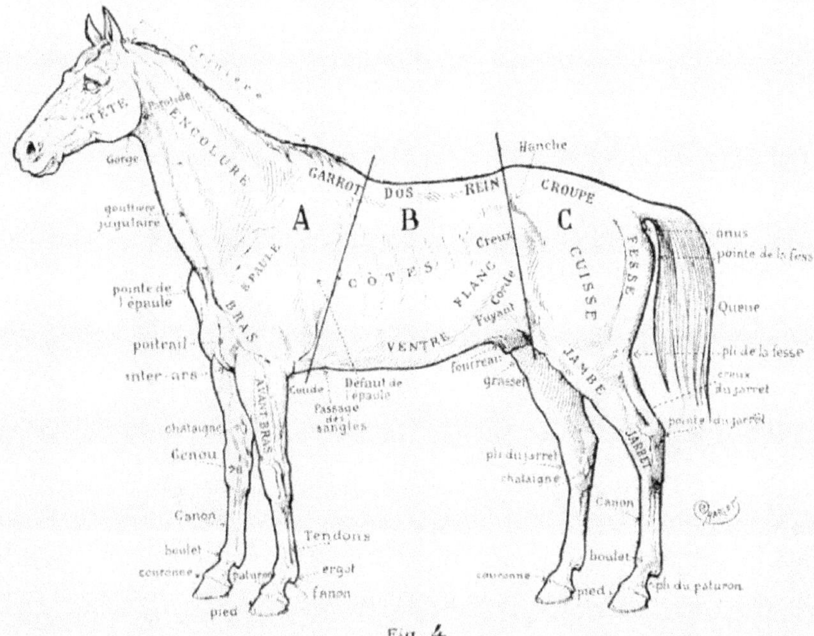

Fig 4
Divisions du corps du cheval.

A, avant-main. — B. corps proprement dit. — C, arrière-main.

3° L'*arrière-main* (C, fig. 4), sur lequel on distingue : la *croupe*, les *hanches*, les *membres postérieurs*, la *queue*, l'*anus*, les *mamelles* et les *organes sexuels mâles ou femelles*.

I. — DE L'AVANT-MAIN

1° De la tête.

La tête, affectant la forme d'une pyramide à sommet inférieur tronqué, est située à la partie la plus antérieure de l'avant-main et fait suite à l'encolure.

Elle offre à considérer une extrémité supérieure en rapport avec l'encolure, une extrémité inférieure et quatre faces, dont une antérieure, une postérieure et deux latérales.

L'extrémité supérieure de la tête est constituée, en haut par la *nuque* (fig. 5), en bas par la *gorge* (fig. 5) et de chaque côté par les *parotides* (fig. 5), qui servent de point d'union entre la tête et l'encolure.

A l'extrémité inférieure de la tête, on remarque la *bouche*, qui comporte les régions secondaires : les *lèvres* (fig. 5), les *dents*, les *barres*, le *canal*, le *palais* et la *langue*.

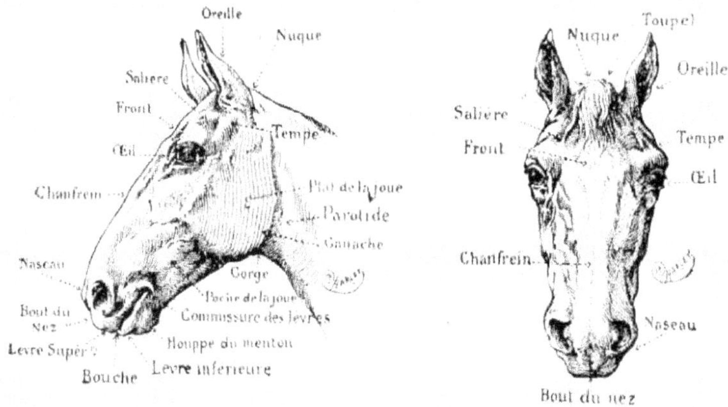

Fig. 5

TÊTE (vue de profil et de face).

Sur la face antérieure de la tête, on distingue : le *front* (fig. 5), le *chanfrein* (fig. 5) et le *bout du nez* (fig. 5).

L'*auge*, les *ganaches* (fig. 5) et la *houppe du menton* (fig. 5) font partie de la face postérieure de la tête.

Enfin, chacune des faces latérales de la tête présente à considérer : l'*oreille* (fig. 5), la *tempe* (fig. 5), la *sa-*

lière (fig. 5), l'*œil*, (fig. 5), la *joue* (fig. 5) et le *naseau* (fig. 5).

La tête doit avoir une longueur convenable. Pour remplir cette condition, sa longueur doit pouvoir être comprise deux fois et demie dans la *hauteur* du corps mesurée du sommet du garrot au sol, ou bien être comprise deux fois et demie dans la *longueur* du corps sur la ligne qui va de la pointe de l'épaule à la pointe de la fesse.

Si la tête ne remplit pas ces conditions, elle est dite, suivant les cas, *trop courte* ou *trop longue*.

La tête trop courte favorise la vitesse du cheval, parce que, étant moins lourde, elle porte le centre de gravité en arrière des membres antérieurs. Si elle est trop longue, elle est alourdie, et le centre de gravité, situé alors trop en avant, gêne le mouvement des membres antérieurs au détriment de la vitesse.

On dit que la tête est *sèche*, lorsque les saillies osseuses et les vaisseaux sanguins sont nettement apparents sous la peau. On la rencontre ainsi sur les chevaux fins et distingués; elle est le signe d'un tempérament nerveux et dénote une bonne origine.

La sécheresse extrême de la tête, conséquence de la vieillesse, la fait dénommer *décharnée* ou *vieille*.

L'excès contraire est qualifié de tête *grasse*, *empâtée;* les saillies osseuses sont dissimulées sous une peau épaisse. Le cheval qui offre une tête empâtée est un animal de constitution lymphatique.

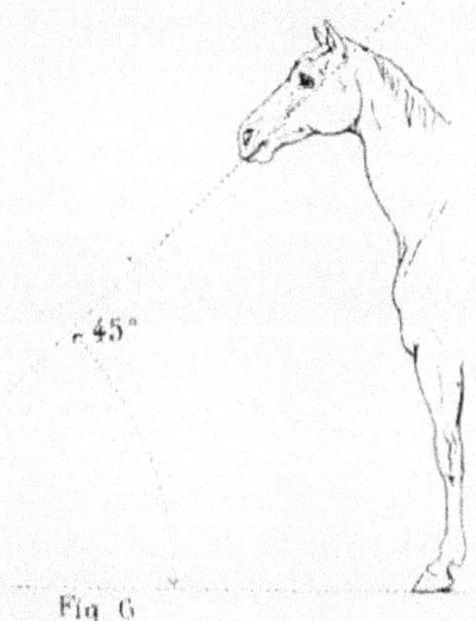

Fig 6
BONNE DIRECTION DE LA TÊTE

La tête est dite *bien dirigée*, lorsque, portée obliquement de haut en bas et d'arrière en avant, elle fait avec le sol un angle de 45° environ.

Cette condition de bonne direction est nécessaire pour que l'animal distingue aisément les objets situés devant lui et pour que le mors prenne un point d'appui convenable sur les barres.

Si l'angle formé est supérieur à 45°, la tête est *verticale* : le point d'appui du mors n'est plus favorable, et la respiration est quelque peu gênée par suite de la flexion exagérée de la tête sur l'encolure. Avec une telle direction de la tête, le cheval a de la tendance à *s'encapuchonner*, c'est-à-dire à trop rapprocher du poitrail le bas de la tête pendant les allures.

La tête est dite *horizontale*, lorsque l'angle formé est inférieur à 45°. Dans ce cas, le cheval distingue mal les objets placés devant lui et est exposé à buter; le mors n'a plus une action suffisante sur les barres.

Au point de vue de sa conformation, la tête est appelée *carrée*, lorsque sa face antérieure est large et plane, tandis que les angles formés par celle-ci et les faces latérales sont prononcés. Cette forme est recherchée, car elle constitue un type de beauté, correspondant à un front large; elle se rencontre très fréquemment sur des chevaux de race anglaise de pur sang.

La tête *conique* est, comme son nom l'indique, celle qui affecte la forme se rapprochant de celle d'un cône : son volume va en diminuant progressivement, depuis l'extrémité supérieure de la tête jusqu'au bout des lèvres.

Lorsque cette configuration est exagérée, l'extrémité inférieure de la tête est très petite, ce qui fait dire que le cheval qui la présente *pourrait boire dans un verre.*

Le profil de la face antérieure de la tête peut, parfois, au lieu d'être rectiligne, présenter une courbure *convexe* ou *concave*. La tête est dite *busquée* (fig. 7), quand la ligne de profil est convexe; de *lièvre* (fig. 7), lorsque la convexité n'existe qu'au niveau du front; *moutonnée* (fig. 7), si le profil du chanfrein, seul, est convexe.

Enfin, la tête de *vielle*, ainsi appelée à cause de sa ressemblance avec la boîte de cet instrument, est celle qui présente une courbure convexe, partant de la nuque pour se terminer à l'extrémité des lèvres.

La concavité du profil antérieur de la tête a fait donner à celle-ci le nom de tête *camuse* (fig. 8). Si la courbure concave n'est observée que sur la ligne du chanfrein, la tête prend le nom de tête de *rhinocéros* (fig. 8).

La tête s'unit à l'encolure par son extrémité supérieure; ce mode d'union constitue les *attaches de la tête.*

On dit que la tête est *bien attachée*, lorsqu'il existe

une légère dépression au niveau des parotides, de chaque côté, depuis la nuque jusqu'à la gorge.

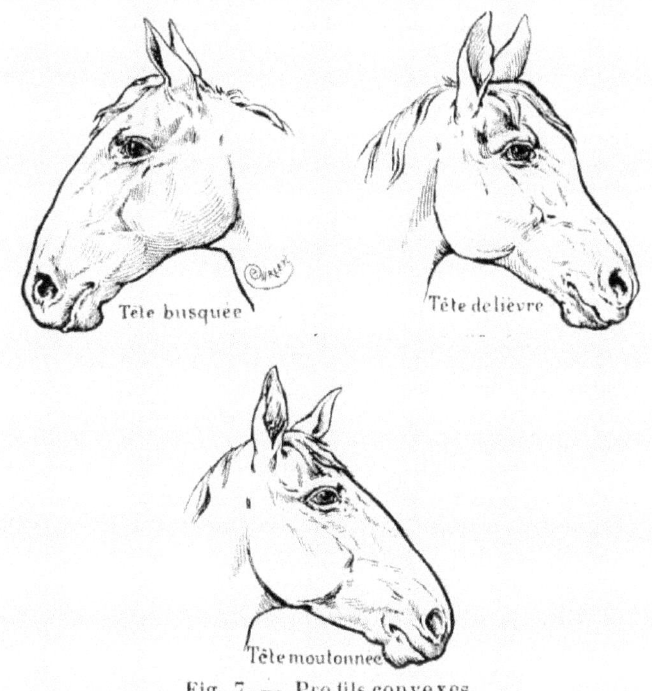

Fig. 7. — Profils convexes.

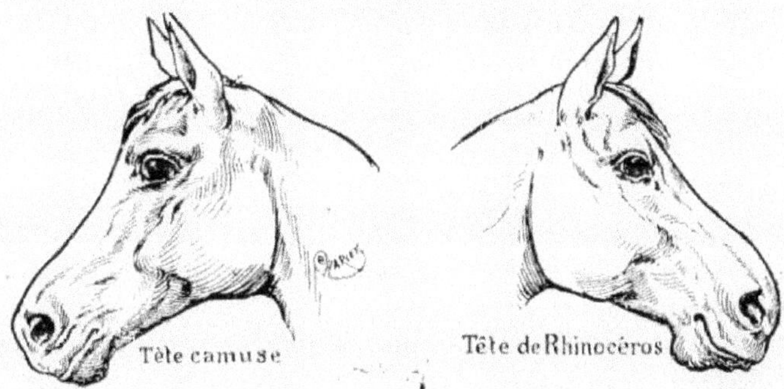

Fig. 8. — Profils concaves.

Si cette dépression est trop accentuée, la tête est dite *mal attachée*. Enfin, si la ligne de démarcation parotidienne n'existe pas, la tête ayant l'air de se confondre avec l'encolure, on est en présence de la tête *plaquée*.

A. — Extrémité supérieure de la tête.

Nuque. — La nuque est la région comprise entre et en arrière des oreilles; elle est limitée en avant par le front et en arrière par l'encolure (fig. 5). C'est sur cette partie de la tête que la têtière du licol et de la bride prennent leur appui. Les chevaux qui *tirent au renard*, c'est-à-dire les animaux qui, effrayés par une cause quelconque, s'enlèvent sur l'arrière-main et se renversent violemment en arrière, cherchant à se débarrasser du lien à l'aide duquel ils sont attachés, se font parfois des contusions à la nuque, lesquelles peuvent déterminer des plaies fistuleuses appelées *mal de nuque* ou *mal de taupe*.

Gorge. — Limitée en avant par l'auge, en arrière par l'encolure, et latéralement par les parotides, la gorge est située au niveau du point de flexion de la tête sur l'encolure (fig. 5).

La base anatomique de cette région étant le larynx (une des parties de l'appareil respiratoire), on doit rechercher comme beauté absolue de la gorge, une grande largeur transversale qui correspondra à un larynx très développé.

Parotide. — La parotide est située de chaque côté de la tête, dans la région limitée en haut par l'oreille, en avant par la joue et la tempe, en bas par la gorge, en arrière par l'encolure (fig. 5). Elle n'offre rien de bien particulier à signaler, si ce n'est que, pour être considérée comme belle, cette région doit présenter une légère dépression, afin que la tête soit *bien attachée*.

B. — Extrémité inférieure de la tête.

De la bouche.

La *bouche* est la région située entre les deux mâchoires, représentée par une cavité allongée d'avant en arrière. Elle offre à étudier les *lèvres*, les *dents*, les *barres*, le *canal*, le *palais* et la *langue*.

Lèvres. — Distinguées en lèvre supérieure ou antérieure et en lèvre inférieure ou postérieure, elles ont pour but d'occlure la cavité buccale et sont destinées à la préhension des aliments. La lèvre inférieure, de moins grande étendue que la supérieure, présente, en son milieu, une saillie plus ou moins sphérique appelée *houppe du menton* (fig. 5).

Les deux lèvres sont ornées de longs poils, raides, qui sont des organes tactiles.

Pour le bon fonctionnement de la digestion, pour éviter une déperdition constante de salive, les lèvres doivent toujours être en contact, l'une avec l'autre, par leur bord libre; elles maintiennent ainsi la bouche fermée. Dans le cas de paralysie de la lèvre inférieure, on dit que celle-ci est *pendante*.

Certains chevaux ont la manie d'agiter constamment leur lèvre inférieure, et lui impriment des mouvements rapides et saccadés : on dit qu'ils *cassent la noisette*.

Les points où les lèvres se réunissent et se confondent sont appelés les *commissures des lèvres* (fig. 5).

On peut remarquer, parfois, sur les lèvres, des traces de blessures, des excoriations. Ces plaies affectent un certain caractère de gravité lorsqu'elles siègent sur les commissures et sont, la plupart du temps, occasionnées par des tractions brutales sur les rênes ou par l'usage d'un mors trop étroit. Les lésions des commissures sont à redouter par suite de la perte de salive due à l'occlusion imparfaite de la bouche et, surtout, à cause de la longue indisponibilité de l'animal qu'une lente guérison exige.

On dit que le cheval *fume sa pipe*, lorsque, atteint d'une maladie appelée *immobilité*, il garde, sans le mastiquer, du fourrage dans sa bouche et quand les brins de cette denrée apparaissent au niveau des commissures.

Des dents. — Les dents sont de petits os, enchâssés dans les mâchoires, servant à saisir les aliments et à les broyer.

Au nombre de quarante chez le cheval et de trente-six chez la jument, on les a, d'après leurs usages, divisées en *incisives*, *canines* ou *crochets* et *molaires*. Elles sont entourées et maintenues dans leurs cavités d'implantation par une partie de la muqueuse qui tapisse la cavité buccale et qui constitue les *gencives*.

En raison de l'importance des dents, pour la détermination de l'âge du cheval, leur étude fera l'objet d'un chapitre (voir détermination de l'âge, p. 107).

Des barres. — Les espaces de la mâchoire inférieure, non garnis de dents, situés entre les incisives et la première molaire sur la jument (1), les crochets et la

(1) A l'étude de l'âge (p. 107) il sera vu que les juments ont, en général, les dents canines ou crochets qui ne se développent pas.

première molaire chez le cheval, simplement recouverts par la muqueuse buccale, sont appelés *barres*.

Les barres sont dites *tranchantes* ou *sensibles*, quand la crête osseuse qui constitue leur base est très prononcée. *Arrondies* ou *trop basses*, telle est leur appellation dans le cas contraire.

C'est sur les barres que reposent les canons du mors. Elles peuvent être le siège de blessures occasionnées par les cavaliers brutaux, qui, pour corriger leur monture, font agir violemment le mors sur cette région par des tractions brusques et saccadées opérées sur les rênes.

Du canal. — On entend par *canal*, l'espace compris entre les deux branches de la mâchoire inférieure, dans lequel la langue est située.

Du palais. — Le *palais* constitue la voûte de la cavité buccale. Limité en avant par les dents incisives supérieures, latéralement par les dents molaires et en arrière par le voile du palais, il est orné, à sa surface, d'arceaux parallèles dirigés dans le sens transversal.

Le palais offre, parfois, des excroissances, assez fréquentes chez le poulain, qui débordent même les dents dans certains cas. On dit des sujets qui ont le palais dans cet état, qu'ils ont le *lampas* ou *fève*.

De la langue. — La *langue*, qui est un organe du goût, en même temps qu'elle est préposée à jouer un rôle dans la mastication des aliments, a la forme d'une spatule et est logée dans le canal.

Reliée au maxillaire inférieur par un fin prolongement, situé au milieu de sa face inférieure, appelé *frein de la langue*, elle participe à l'appui du mors et atténue la pression de celui-ci sur les barres.

On dit que la langue est *pendante*, lorsqu'elle est constamment placée hors de la bouche; *serpentine*, quand, toujours en mouvement, elle sort et rentre dans la bouche alternativement.

Il est des cas où la langue peut être blessée, entaillée accidentellement, ou même complètement sectionnée. On peut occasionner ces accidents lorsqu'on attache un cheval peureux à un mur à l'aide d'une bride ou d'un bridon, et que l'animal, effrayé, tire au renard. Si le lien qui fixe le cheval au mur ne se rompt pas, tout le poids du corps est reporté sur les rênes, qui tiennent lieu, dans le cas qui nous intéresse, de corde d'attache. Le mors comprime alors si violemment la langue, que celle-ci est très fortement contusionnée, souvent coupée en totalité, transversalement, au niveau du point où se fait la compression.

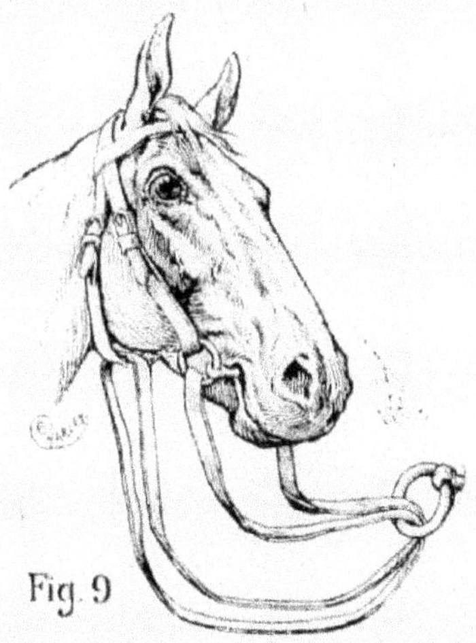

Manière d'attacher un cheval muni d'une bride ou d'un bridon.

Il est donc très dangereux d'attacher un cheval à l'aide d'un appareil muni d'un mors. S'il ne peut être fait autrement, il faut avoir le soin de passer les rênes dans l'anneau scellé au mur; celles-ci sont ensuite maintenues par la sous-gorge qui supporte ainsi la boucle formée par les rênes de la bride ou du bridon (fig. 9).

C. — Face antérieure de la tête

Du front. — Limité, en arrière par la *nuque*, en bas par le *chanfrein*, de chaque côté et de haut en bas par l'*oreille*, la *tempe*, la *salière* et l'*œil*, le front occupe la partie supérieure de la face antérieure de la tête (fig. 5). Il est recouvert par les crins du *toupet*.

Du chanfrein. — Le *chanfrein*, situé sur la face antérieure de la tête, est limité, en haut par le *front*, sur chacun des côtés par l'*œil*, la *joue* et le *naseau*, en bas par le *bout du nez* (fig. 5).

La beauté absolue du chanfrein est la *largeur*. C'est un indice de grande capacité respiratoire, car, de cette largeur, dépend l'ampleur des cavités nasales sous-jacentes.

Nous avons déjà vu que la forme du chanfrein faisait

donner à la tête des appellations diverses; nous n'y reviendrons pas.

Du bout du nez. — Le *bout du nez* est la région comprise entre les *naseaux*, limitée en haut par le *chanfrein* et en bas par la *lèvre supérieure* (fig. 5).

Il se confond avec celle-ci et présente comme elle de longs poils, raides, vrais organes tactiles.

On rencontre souvent sur le bout du nez des excoriations, des cicatrices consécutives à l'application du tord-nez, appareil de torture utilisé pour mater les chevaux peu dociles.

D. — Faces latérales de la tête

De l'oreille. — Par le mot *oreille*, en extérieur, on n'entend signaler que la conque auriculaire qui, semblable à un pavillon, dont elle joue d'ailleurs le rôle, est mobile dans tous les sens. Placée sur un des côtés du front qui la sépare de l'autre oreille, elle est limitée, en arrière par la *nuque*, en bas par la *parotide*, et en avant par la *tempe* (fig. 5).

La belle oreille exige une bonne situation, de la netteté, de la finesse, peu de longueur, une bonne direction en avant, et très peu de poils dans l'intérieur de la conque.

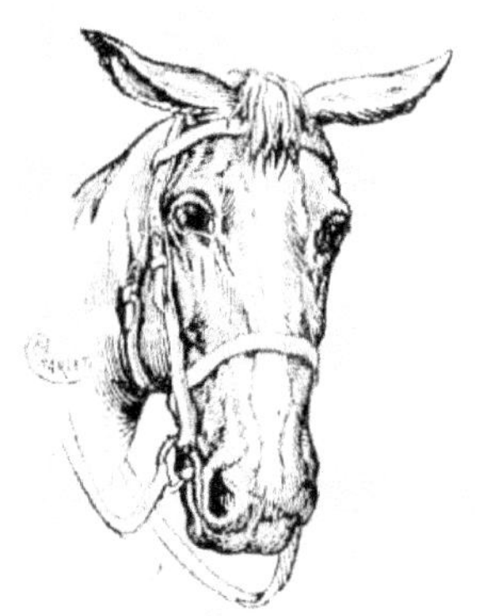

Fig. 10

Chevat oreillard.

Le cheval porteur d'oreilles longues, épaisses, dirigées horizontalement et en travers est dit *oreillard* ou *mal coiffé* (fig. 10).

Si les oreilles, longues, tombent sur la parotide, on dit qu'elles sont *plaquées* ou de *cochon*.

Certains chevaux qui ont des oreilles longues, les tiennent horizontalement, et ces oreilles sont, pendant la marche, animées d'un mouvement alternatif d'élévation et d'abaissement. On dit que ces chevaux sont *clabauds*.

De la tempe. — La *tempe*, très saillante, formée par l'articulation de la mâchoire inférieure sur le maxillaire supérieur, est limitée en bas par la joue et, en arrière, par la *parotide* (fig. 5).

En général, c'est sur les tempes que les chevaux de robe foncée, commencent à blanchir.

De la salière. — Cette région est représentée par une cavité située immédiatement au-dessus de l'œil (fig. 5). Sur le jeune cheval ou l'adulte en bel état, cette cavité est remplie par de la graisse; lorsque l'animal maigrit ou vieillit, cette graisse disparaît et les salières sont creuses.

De l'œil. — Placé de chaque côté du *front*, l'œil est limité en haut par la *salière*, en bas par la *joue* et le *chanfrein* (fig. 5).

Il est constitué par un *globe* dit *oculaire* (fig. 11) dont la partie antérieure, transparente comme une vitre, est appelée *cornée transparente*. La face interne

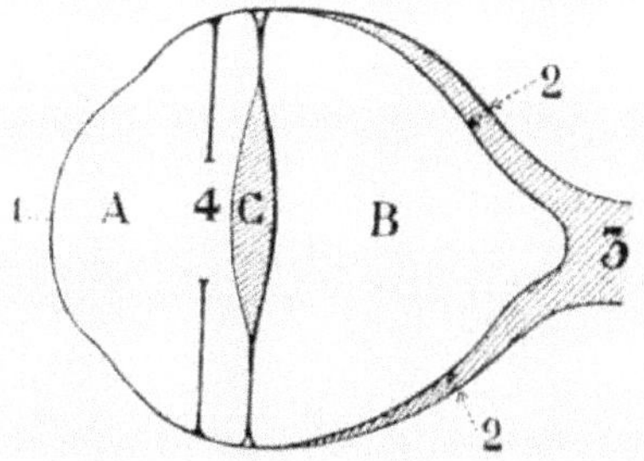

Fig. 11

Coupe chématique du globe oculaire.

A, chambre antérieure. — B, chambre postérieure. — C, cristallin.
1 cornée transparente. — 2 rétine. — 3 nerf optique. — 4 pupille.

de la partie postérieure du globe oculaire est tapissée par une membrane nerveuse qui, appelée *rétine*, est impressionnée par les rayons lumineux. L'intérieur de la partie globuleuse est séparé en *chambre antérieure* et *chambre postérieure* par un disque réfringent dénommé *cristallin*. En avant de ce disque se trouve une sorte d'écran percé d'un trou en son centre : la *pupille*. Cet orifice a la propriété de s'agrandir ou de se rétrécir suivant le degré d'intensité de la lumière qui pénètre dans l'œil.

Le globe oculaire est logé dans une cavité profonde de la tête appelée *cavité orbitaire;* les rebords osseux de cette anfractuosité le protègent contre les chocs extérieurs.

Deux voiles très mobiles, pourvus de poils appelés *cils*, qui représentent les *paupières*, sont placés en avant de l'orbite et ont pour mission de s'opposer à l'introduction des corps étrangers et de ne laisser pénétrer dans l'œil que la quantité de lumière qui lui est nécessaire. Un corps membraneux, mobile, dissimulé dans l'angle nasal de l'œil, appelé *corps clignotant*, joue le rôle d'une troisième paupière, car il a pour fonction de passer très rapidement sur la cornée et la débarrasse, s'il y a lieu, des corps étrangers ou insectes qui viennent la souiller.

Enfin, il existe encore de petites glandes fournissant des larmes, lesquelles lubréfient la surface du globe oculaire et la débarrassent des poussières de l'atmosphère.

La vivacité de l'œil, sa mobilité, la franchise du regard, expriment la distinction du cheval et son énergie.

On doit rechercher l'œil très écarté de la ligne médiane, car cet écartement correspond à un front très largement développé.

L'œil dont le globe oculaire est petit, enfoncé dans sa cavité orbitaire, recouvert par des paupières épaisses est appelé *œil petit* ou *gras*. Quand il est très saillant, sous des paupières peu mobiles, il est disgracieux et dit *œil de bœuf* ou *œil gros*.

On appelle *œil vairon*, celui dont la pupille est entourée d'une zone réflétant la coloration gris perle. Cette particularité, peu séduisante, ne porte aucune atteinte à la fonction visuelle.

De la joue. — La *joue*, qui s'étend depuis la *tempe* jusqu'à la *commissure* des *lèvres*, est limitée en avant par le *chanfrein*, en bas par la *ganache* correspondante, en arrière et en haut par la *parotide* du même côté (fig. 5).

Elle est divisée en une partie supérieure, le *plat de la joue*, et en une partie inférieure, la *poche de la joue*, séparées par un petit sillon.

La joue, pour être belle, doit être *sèche*, c'est-à-dire pourvue d'une peau et de poils fins; elle est ainsi sur les chevaux de race distinguée.

Lorsque la sécheresse est exagérée, elle constitue une défectuosité, car elle contribue à rendre la tête *décharnée*.

Si le plat de la joue est arrondi, la poche flasque et épaisse, la joue est dite *chargée*. Cette particularité se rencontre sur les chevaux communs.

Un cheval *fait magasin*, quand il accumule des aliments entre les dents molaires et les joues; la fermentation de ces matières alimentaires qui séjournent dans la bouche dégage une odeur fétide. Cette défectuosité se rencontre assez souvent sur les chevaux très âgés qui mastiquent difficilement les fourrages.

Du naseau. — Cette région, qui constitue l'ouverture extérieure des cavités nasales, est située à l'extrémité inférieure de la tête (fig. 5).

Les *naseaux*, au nombre de deux, placés à droite et à gauche du *bout du nez*, sont limités, en haut par le *chanfrein*, en arrière par la joue, et, en bas, par la *lèvre supérieure*. Les bords externes des naseaux sont appelés *ailes*.

On doit rechercher comme beauté absolue des naseaux, une grande *largeur*, car plus ces orifices seront grands, plus le volume d'air auquel ils donneront passage pendant l'expiration, sera considérable.

E. — Face postérieure de la tête

De l'auge. — On entend par *auge*, la région comprise entre les deux branches de la mâchoire inférieure, limitée en haut et en arrière par la *gorge*, de chaque côté par la *ganache*, en bas et en avant par la *barbe*.

L'auge des chevaux de race commune est garnie de poils, longs et abondants, qui font paraître la tête volumineuse et lourde. Il est d'usage de brûler ces poils quand on « toilette » les animaux, afin de les faire paraître plus distingués.

De la ganache. — La partie inférieure des branches de la mâchoire inférieure constitue les *ganaches* qui sont limitées, chacune, en dedans par l'*auge*, en dehors par la *joue* et, en avant, par la *barbe*.

Les ganaches sont plus épaisses sur les jeunes chevaux en raison des dents molaires qui sont plus profondément implantées dans les mâchoires de ces animaux. Lorsque l'épaisseur des ganaches est excessive, on dit que les animaux sont *chargés en ganaches*.

Les chevaux de race commune présentent de longs poils sur les ganaches; on les brûle quand on fait la toilette.

De la barbe. — La *barbe* est la région sur laquelle repose la gourmette; elle est encore appelée *passage de la gourmette*. Ses limites sont, en arrière, l'auge et les ganaches; en avant, la houppe du menton.

2° De l'encolure.

L'*encolure* est la partie du corps du cheval supportant la tête et située à la partie antérieure de l'avant-main. Ses limites sont : en avant, la *nuque*, les *parotides* et la *gorge;* en arrière et en bas, le *poitrail* (fig. 4).

Sa base osseuse est constituée par les *vertèbres cervicales* (fig. 2).

Aplatie d'un côté à l'autre, l'encolure a une forme que l'on peut assimiler à celle d'une pyramide tronquée dont le sommet représente son extrémité antérieure, la base correspondant à l'extrémité postérieure.

On reconnaît, en outre, à l'encolure, un bord supérieur, un bord inférieur et deux faces latérales (droite et gauche).

Bord supérieur. — Ce bord est orné de la *crinière*, formée par des crins qui la garnissent sur toute son étendue et qui viennent même déborder en avant, entre les oreilles, pour constituer le *toupet* (fig. 5).

La beauté du bord supérieur de l'encolure est sa *minceur;* les crins de la crinière doivent être fins et soyeux. Cette caractéristique se rencontre sur les chevaux de race de pur sang; les chevaux communs présentent, au contraire, une crinière grossière pourvue de poils longs et raides.

La crinière est dite *simple*, lorsque, possédant de longs crins, ceux-ci retombent sur une seule des faces de l'encolure. Il est d'usage de diriger les crins vers la face gauche, c'est-à-dire du côté *montoir;* on peut ainsi les saisir de la main gauche pour s'aider à se mettre en selle.

La crinière *double* est celle qui, très fournie, retombe sur chacune des faces de l'encolure.

Il n'est pas rare de voir, sur les vieux chevaux entiers, le bord supérieur de l'encolure, envahi par la graisse, tellement épais, qu'il retombe par son propre poids sur l'une des faces de la région. Dans ce cas, l'encolure est dite *penchée* ou *penchante*.

Bord inférieur. — C'est au niveau de ce bord, plus épais que le bord supérieur, que se trouve la *trachée*, laquelle, comme nous l'avons déjà vu, fait partie de l'appareil respiratoire. L'exploration digitale permet d'y sentir, surtout dans la partie antérieure, les cerceaux de la trachée.

En raison de cette disposition, l'épaisseur du bord inférieur de l'encolure est une beauté absolue, car elle correspond à un gros calibre du conduit respiratoire.

Faces latérales. — Ces faces ne présentent rien de bien particulier à signaler, si ce n'est que l'on distingue à leur partie inférieure, le long de la trachée, un sillon rectiligne et longitudinal dans lequel se trouve logée la *veine jugulaire*. Cette dépression porte le nom de *gouttière jugulaire* (fig. 4); on opère ordinairement la saignée au niveau de celle-ci et vers son tiers supérieur.

Les limites antérieure et postérieure de l'encolure sont appelées *attaches*.

On dit que l'extrémité postérieure est bien *attachée*, lorsqu'elle se dégage des régions voisines et qu'il existe une légère ligne de démarcation au niveau du bord antérieur de l'épaule; dans ce cas, l'encolure est dite *bien sortie, bien greffée*.

Dans certains cas, on peut constater, au niveau de l'attache postérieure de l'encolure, une dépression affectant la forme vague d'un fer de lance, appelée *coup de lance*, en raison de cette ressemblance.

L'encolure dont les deux bords sont rectilignes est l'encolure *droite* (fig. 12). Si le bord supérieur est convexe dans toute son étendue, on est en présence de l'encolure *rouée* (fig. 12).

Elle est dite de *cygne* (fig. 12) lorsque la partie antérieure de son bord supérieur, seule, est convexe.

L'encolure est *renversée* (fig. 12) lorsque le bord supérieur décrit une concavité. Dans ce dernier cas, le bord inférieur de l'encolure est toujours plus ou moins convexe, et l'on remarque, en avant du garrot, une dépression très nette du bord supérieur de l'encolure, appelée *coup de hache*.

La tête, fixée à l'extrémité d'une encolure renversée,

est toujours portée dans une direction se rapprochant de l'horizontale, et cette disposition fait dire que le cheval *porte au vent.*

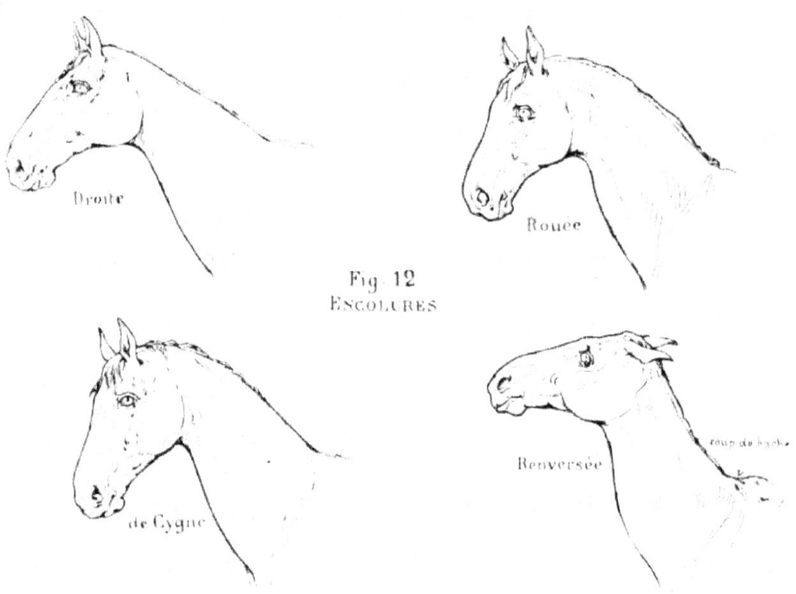

Fig. 12
ENCOLURES

L'encolure est susceptible de présenter des *directions* différentes, suivant l'angle qu'elle forme avec une ligne fictive, verticale, abaissée, par la pensée, depuis son extrémité antérieure.

On dit que l'encolure est verticale (fig. 13) lorsque l'angle qu'elle forme avec la verticale, partant de son extrémité antérieure, est inférieure à 45°. C'est une direction à rechercher, car la tête est *légère à la main.*

L'encolure horizontale (fig. 13) est celle dont l'angle est supérieur à 45°: on rencontre cette direction sur les chevaux communs, et elle rend la tête *lourde à la main.*

Enfin, la direction moyenne de l'encolure, que l'on doit préférer, est celle qui fait un angle de 45° environ avec la verticale (fig. 13). La plupart des bons chevaux de service présentent cette direction, offrant la moyenne des avantages et des inconvénients rencontrés sur les encolures verticale et horizontale.

La *longueur* de l'encolure se mesure depuis la première vertèbre cervicale, ou atlas, jusqu'au bord antérieur de l'épaule. On doit tenir un grand compte de cette longueur, car l'encolure peut être considérée comme un bras de levier à l'extrémité duquel se trouve la tête représentant un contre-poids. Cet appareil a une grande influence, pendant les allures, sur la situation du centre de gravité du corps, qui est déplacé proportionnellement à la longueur du bras de levier.

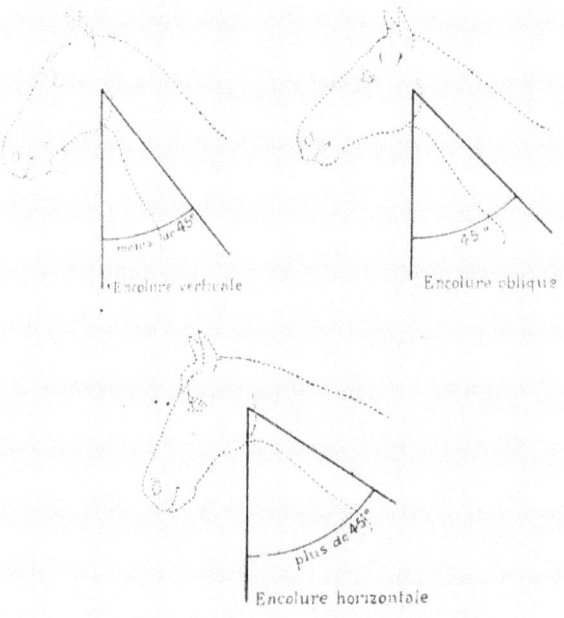

Fig. 13

Direction de l'encolure.

On doit rechercher la longueur *moyenne* de l'encolure. Si cette longueur est excessive, le centre de gravité est, pendant la progression, rapproché de la ligne des membres antérieurs; conséquemment, les parties situées en avant du corps sont surchargées et la tête pèse à la main. Toutefois, une bonne longueur d'encolure est une qualité pour le cheval de vitesse; durant les allures vives, le centre de gravité est situé très en avant et, pour éviter de tomber, le cheval est obligé de répéter très souvent les mouvements de ses membres.

Trop courte, l'encolure manque de souplesse et le cheval est peu maniable. Elle est une défectuosité pour le cheval de vitesse; les déplacements de l'encolure trop courte étant peu considérables, n'ont que très peu d'effet sur les changements de situation du centre de gravité.

L'encolure courte est une qualité pour le cheval de gros trait, auquel on ne demande pas de la vitesse, mais seulement de la force; développée en épaisseur et non en longueur, elle offre une grosse musculature, puissante, ferme, permettant un large appui du collier.

3° Du garrot.

On appelle *garrot* la région limitée en avant par la *crinière* et l'*encolure*, en arrière par le *dos*, et sur chacun de ses côtés par l'extrémité supérieure de l'*épaule* correspondante (fig. 1).

Le garrot a pour base osseuse les cinq ou six vertèbres dorsales qui font suite à la première (fig. 2).

Les beautés de cette région sont la *sécheresse*, l'*élévation* et le *prolongement en arrière*. Le garrot est dit alors *sec*, *bien sorti* et *bien prolongé en arrière*.

La *sécheresse*, à rechercher, ne doit point porter sur la totalité du garrot, mais seulement sur son bord supérieur, car, à la base et sur les faces latérales, on doit exiger un développement musculaire suffisant, proportionné à celui des autres régions du corps.

L'*élévation* du garrot correspond à la longueur des apophyses épineuses des premières vertèbres dorsales.

Les poulains ont toujours un garrot *peu sorti*; il n'est bien dessiné que lorsque l'animal a atteint l'âge de cinq ou six ans, c'est-à-dire à l'époque où les vertèbres présentent leur longueur définitive.

On recherche le garrot *prolongé insensiblement en arrière, aussi loin que possible*, en vue du bon maintien de la selle sur le dos de l'animal.

Le garrot est défectueux lorsqu'il est presque aussi mince à sa base qu'à son bord supérieur; cette mauvaise conformation le fait appeler *tranchant*. On remarque cette défectuosité sur les vieux chevaux ou sur les animaux maigres; elle prédispose l'animal aux blessures qu'occasionne l'arcade avant de la selle.

On dit que le garrot est *gras* ou *empâté* lorsque, très peu sorti, il est confondu avec les régions voisines. Les chevaux de selle, au tempérament mou et lymphatique, les animaux dont les épaules sont droites, présentent cette défectuosité.

Le garrot peut être le siège de tares représentées par des excoriations, des plaies ou des blessures profondes, souvent très graves, causées par le harnachement et appelées *mal de garrot.*

L'animal qui présente cette affection est dit *garrotté.*

4° Du poitrail.

Le *poitrail* est représenté par la région située entre les *bras*, limitée en haut et en avant par le *bord inférieur de l'encolure*, en bas pas l'*inter-ars* et les *ars* (fig. 4).

Sa charpente osseuse est constituée par l'extrémité antérieure du sternum; les muscles pectoraux la recouvrent.

La *largeur* du poitrail doit être proportionnée à la nature des services auxquels on destine le cheval; pour le service de la selle, cette largeur doit être moyenne.

Le poitrail *trop large* dénote un grand développement respiratoire, mais il nuit au cheval de vitesse qui aurait, de ce fait, une trop large base de sustentation. Il se produit de grands déplacements latéraux, pendant la progression, qui sont défavorables à la vélocité de l'allure.

Ces oscillations latérales du centre de gravité ne portent aucun préjudice au service du cheval de gros trait, qui n'agit que par sa masse et pour lequel on n'exige pas d'allures rapides. Possédant un très large poitrail, le cheval a cette région fortement musclée, ce qui lui permet de déplacer aisément, mais lentement, de lourdes charges.

L'animal possédant un large poitrail est dit *bien ouvert du devant.* Il est *serré, étroit du devant* quand son poitrail est très étroit. Cette dernière conformation est défectueuse, car elle révèle un système musculaire peu développé, en même temps qu'un appareil respiratoire manquant d'amplitude.

Parfois, les muscles pectoraux sont si peu volumineux, que la partie antérieure du sternum fait saillie, en avant, sous la peau; cette mauvaise conformation, qui fait donner au poitrail la qualification de *tranchant*, est due au grand état de maigreur des sujets.

5° De l'ars et de l'inter-ars.

De l'ars. — On entend par ce nom la région située au point d'union du tronc avec l'extrémité supéro-interne de l'avant-bras.

On distingue un ars à droite et un ars à gauche. Chacun de ces ars est limité en avant par le *poitrail*, en arrière par le *passage des sangles*, en dehors par l'*avant-bras* et en dedans par l'*inter-ars*.

Certains sujets fins, nerveux, suant facilement, présentent parfois, au niveau des ars, des plaies très sensibles, provoquées par l'irritation des poussières agglutinées par la sueur sur la peau. On dit que ces chevaux sont *frayés aux ars*.

De l'inter-ars. — Située en avant du *passage des sangles*, en arrière du *poitrail*, et à côté de chacun des *ars*, cette région répond au bord inférieur du *sternum* (fig. 4).

L'ars et l'inter-ars n'offrant rien de remarquable au point de vue de l'extérieur du cheval, nous ne leur donnerons pas un plus grand développement.

6° Membres antérieurs.

Dans les membres antérieurs, on distingue : l'*épaule*, le *bras*, l'*avant-bras*, le *genou*, le *canon*, le *boulet*, le *pâturon*, la *couronne* et le *pied*.

Epaule.

Située en avant et de chaque côté de la poitrine, l'épaule est limitée antérieurement par l'encolure, en arrière par les côtes, en haut par le garrot, et en bas par le bras (fig. 4).

Elle a pour base osseuse l'*omoplate* ou *scapulum* (fig. 2).

La partie inférieure de l'épaule forme une saillie arrondie, la *pointe de l'épaule*, qui contribue, avec l'extrémité supérieure de l'os du bras, à former l'articulation scapulo-humérale. La région située en arrière de l'angle formée par ces deux os prend le nom de *défaut de l'épaule*.

Le mouvement de progression des membres antérieurs exige un temps préparatoire, pendant lequel les parties inférieures du membre sont l'objet d'une flexion, c'est-à-dire qu'elles s'élèvent à une certaine distance du sol, grâce à la fermeture des angles articulaires. A ce moment seulement, le jeu de l'épaule s'accomplit pour apporter le membre en avant, et il se produit une bascule de celle-ci au niveau de sa partie moyenne.

Le mouvement de bascule accompli, l'épaule qui, auparavant, avait la direction A B, se trouve en A B' (fig. 14). Les rayons osseux, situés en bas de cette région, qui étaient fléchis, se développent alors complètement, et ce n'est qu'à ce moment que l'épaule, qui était en A B', reprend sa position A B et ainsi de suite.

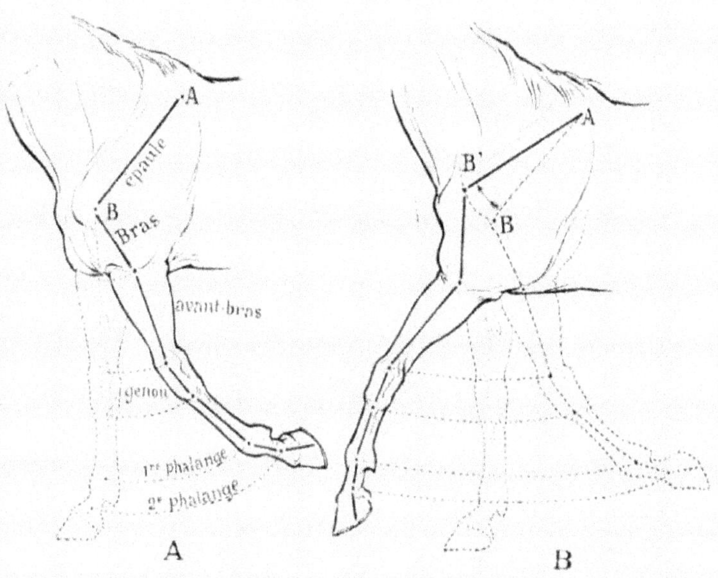

Flexion du membre antérieur. — Nouvelle position de l'épaule ayant accompli son mouvement de bascule.

Fig. 14

Cette petite digression a pour but de nous permettre de dire qu'il faut rechercher le plus grand développement en longueur de l'épaule, mesurée du sommet du garrot jusqu'à sa pointe, afin que la distance qu'elle parcourt soit la plus grande possible.

En effet, le levier osseux A B, qui représente une épaule d'une longueur déterminée (fig. 15) et qui se meut autour d'un point O, parcourt une distance B E, pendant que le levier *a' b'*, figurant une épaule plus longue, fera une course *b' c'* plus grande.

On voit, par ce qui vient d'être dit, que la *longueur de l'épaule est une beauté* pour le cheval de selle. Etant en rapport avec la hauteur de la poitrine, plus elle sera longue, plus elle devra présenter de l'obli-

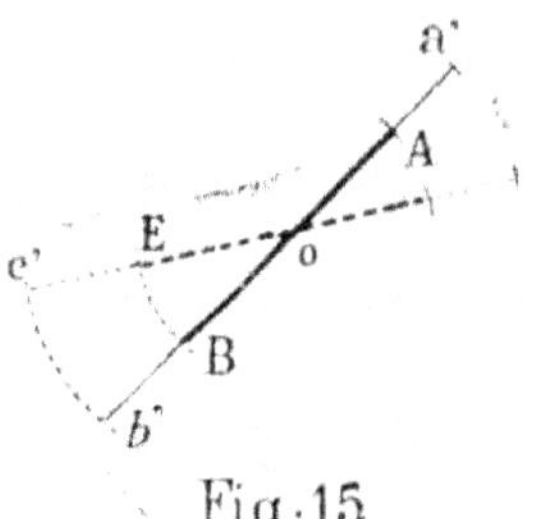

Fig·15

quité dans sa direction, afin de pouvoir être comprise dans la hauteur de la poitrine. Cette grande obliquité de l'épaule (fig. 16) est une beauté relative pour l'animal devant fournir de la vitesse. Elle favorise l'étendue

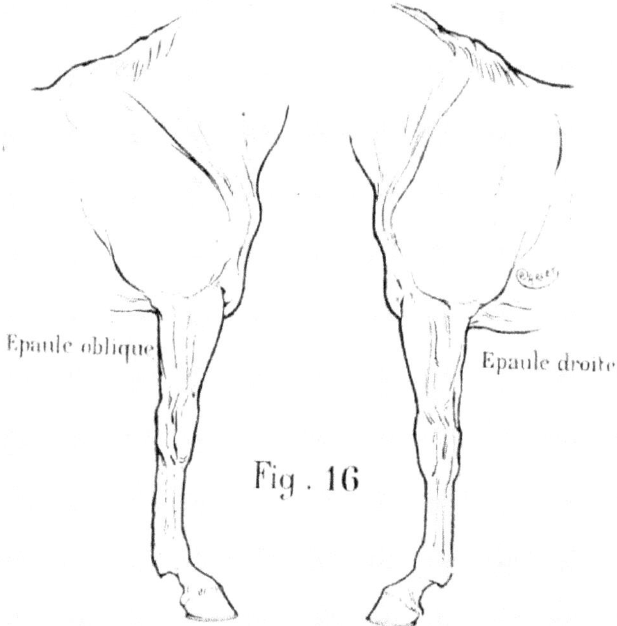

Fig . 16

des mouvements, car, pour une même longueur d'épaule, celle-ci se portera bien plus en avant si elle est oblique que si elle était droite; d'autre part, une grande obliquité donne aux parties du membre situées en dessous de l'épaule la faculté de se soulever dans une large mesure et d'accomplir l'amplitude totale de leurs mouvements avant de reprendre contact avec le sol. Les allures ont, de ce fait, beaucoup plus d'étendue.

L'épaule peu longue et dépourvue d'obliquité est dite *courte* et *droite* (fig. 16). Cette conformation est assez recherchée pour le service de trait, car elle favorise mieux l'appui du collier.

La *position* de l'épaule doit aussi être prise en considération; pour qu'elle soit dite *bien placée*, il faut qu'il existe entre elle et la croupe un écartement convenable. Cette distance, qui se mesure depuis l'extré-

distance égale à une
longueur de tête
Epaule bien placée
distance supérieure à une
longueur de tête
Epaule placée en avant

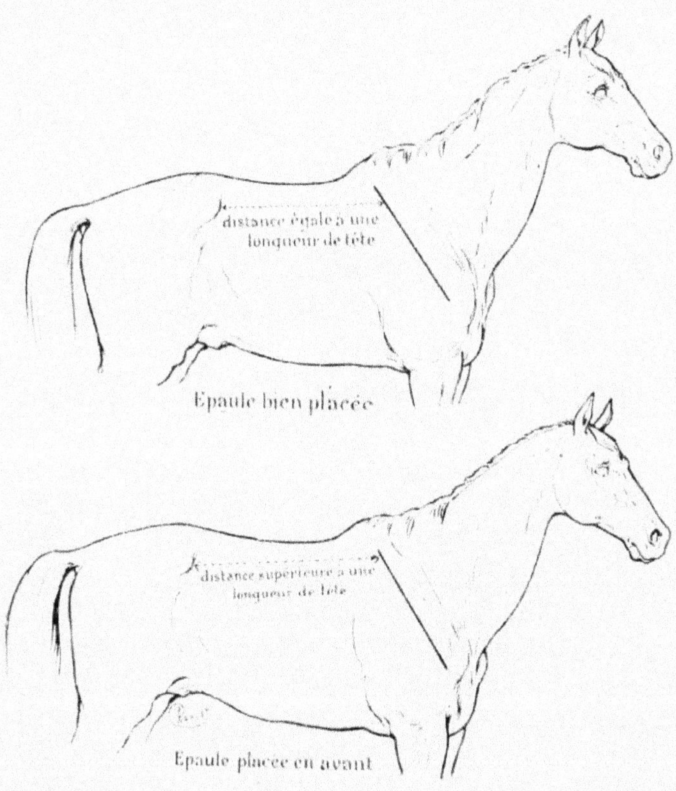

Fig. 17

mité supéro-postérieure de l'épaule jusqu'à l'angle de la hanche, doit égaler la longueur de la tête (fig. 17).

On dit que l'épaule est *placée en avant* lorsque cette distance est supérieure à une longueur de tête (fig. 17).

Les muscles de l'épaule doivent être assez volumineux; leur développement est considéré comme suffisant lorsqu'ils laissent à peine soupçonner les reliefs osseux de l'omoplate. L'épaule est alors dite *sèche*. Elle est appelée *maigre* si les reliefs sont trop apparents; l'exagération de cette défectuosité fait appeler l'épaule *décharnée*.

L'épaule trop volumineuse est confondue avec les régions voisines; on la dit *massive*, *trop chargée de chair*, *noyée*, *plaquée*.

Il est des épaules qui ont des mouvements très limités : ce sont les épaules *froides*, *chevillées;* le membre, peu fléchi, effleure le sol pendant les allures et bute souvent contre les inégalités du terrain. On dit du cheval qui a les épaules froides qu'il *rase le tapis*.

Bras.

On appelle *bras* la région comprise entre l'*épaule* et l'*avant-bras*, limitée en avant par le poitrail et l'ars, en bas par le coude, en arrière par les côtes (fig. 1). Le rayon osseux, qui en constitue la base, s'appelle *humérus* (fig. 2).

Le bras est la région qui unit l'épaule à l'avant-bras. Tandis que la première le soulève pendant la progression, le bras éloigne du sol les parties inférieures du membre et les projette ensuite antérieurement en décrivant un arc de cercle d'arrière en avant.

Il y a lieu, dans l'examen du bras, de tenir compte de sa *longueur* et de sa *direction*.

Théoriquement, puisque le bras décrit, avec son extrémité inférieure, un arc de cercle d'arrière en avant pendant la marche, il y aurait un grand avantage à ce qu'il soit aussi long que possible, afin que l'arc de cercle tracé ait une étendue proportionnelle. Mais, en réalité, il n'en est pas ainsi, car la longueur du bras est sous la dépendance de la longueur et de la direction de l'épaule. Si l'épaule est longue et a une direction oblique, le bras peut, sans inconvénient, avoir une longueur supérieure à la moyenne; mais l'épaule courte et droite ne tolère pas un bras long, au risque d'exposer le cheval à raser le tapis et à buter.

Pour l'animal qui nous intéresse ici, c'est-à-dire pour le cheval de selle, la longueur du bras, prise de la pointe de l'épaule jusqu'au centre de l'articulation huméro-radiale, doit être un peu supérieure à la moitié de la longueur de la tête.

Si la longueur dépasse cette limite, le bras est dit *trop long*. Comme nous l'avons vu, le cheval, rasant le tapis, est exposé à des chutes.

Inférieure à cette limite, la longueur n'est pas suffisante; le bras est *trop court*, ses mouvements sont bornés et les jeux des rayons inférieurs manquent d'amplitude. Pendant la marche et les allures vives, les mouvements du membre se font en hauteur au lieu de se faire en étendue; on dit que le cheval *trousse* parce qu'il relève démesurément les membres antérieurs.

Au point de vue de la *direction*, le bras doit offrir une inclinaison moyenne. S'il est *trop droit*, l'arc de cercle décrit est très restreint, le développement du membre en avant est très réduit, ce qui est défavorable à la vitesse.

Trop oblique, il est impossible au bras d'amener assez en avant les rayons inférieurs du membre, lequel ne se développe pas alors suffisamment.

Ainsi que cela arrive lorsque le bras est trop court, le cheval qui possède un bras dirigé trop obliquement est obligé de déplacer ses membres en hauteur, de *trousser*, de *stepper*, de *trotter du genou*.

Fort heureusement, les directions de l'épaule et du bras se compensent, en général; à l'extrémité d'une épaule droite, il n'est pas rare de trouver un bras obliquement dirigé, et inversement.

Il faut tenir compte également de la direction du bras relativement au corps du sujet. Le bras doit être situé dans un plan parallèle au plan médian du corps; on a ainsi une bonne régularité des aplombs. (Voir aplombs, page 123.)

Si l'extrémité inférieure du bras est rejetée en dehors, on dit que le cheval est *cagneux* (fig. 68); il est *panard*, dans le cas contraire (fig. 67).

Avant-bras.

La région située entre le *bras* et le *genou* s'appelle l'*avant-bras*; le *coude* la limite en arrière (fig. 4).

Deux os, intimement soudés, le radius et le cubitus, en constituent la base squelettique (fig. 2).

L'avant-bras offre quatre faces à considérer : une face antérieure, une face postérieure, une face externe et une face interne. Celle-ci est simplement représentée par la face interne du radius, que recouvre la peau; elle est parcourue par une veine, la *veine radiale*, qui peut être parfois sectionnée quand le cheval reçoit un coup de pied sur cette région. Sur la face interne de l'avant-bras, on remarque une production cornée, appelée *châtaigne*, située au-dessus du pli du genou (fig. 4) et peu développée sur les chevaux de race distinguée.

A l'extrémité supéro-postérieure de l'avant-bras on trouve une région ayant pour base osseuse la partie correspondante du cubitus (*olécrâne*), qui est appelée le *coude* (fig. 4).

L'avant-bras doit être examiné au point de vue de sa *longueur*, de sa *largeur* et de sa *bonne direction*.

Il doit être *long* pour deux raisons : d'abord, parce que la distance qu'il parcourt est proportionnelle à sa longueur, ensuite parce que les muscles dont il est constitué sont d'autant plus longs.

L'avant-bras *court* oblige le membre à entamer moins de terrain, le cheval va moins vite à chaque pas, et, s'il veut avancer plus rapidement, il doit répéter plus souvent les mouvements de l'avant-bras, ce qui finit par être, pour l'animal, une cause de fatigue. Le développement des parties inférieures du membre est sacrifié au mouvement en hauteur et le cheval *steppe*.

L'avant-bras *trop long* présente l'inconvénient contraire : le cheval fait de grands pas, mais il *rase le tapis;* on dit aussi qu'il *nage*.

Ces considérations nous amènent à dire que l'on doit rechercher un avant-bras relativement court pour le cheval dont on exige des allures brillantes, relevées, (le cheval de manège, par exemple); tandis que, au contraire, pour le sujet de vitesse, le cheval de course, l'avant-bras doit être exigé aussi long que possible.

La grande *largeur* de l'avant-bras, considérée comme une beauté absolue — car elle dénote le grand développement de l'appareil musculaire — fait qualifier l'avant-bras de *large*, *bien musclé*.

Peu musclé, par conséquent peu large, il est dit *grêle*.

Au point de vue de sa *direction*, l'avant-bras doit être vertical quand on l'examine de profil et, si on l'observe de face, il doit être situé dans un plan parallèle à celui qui passe longitudinalement par le milieu du corps de l'animal. Les aplombs sont alors réguliers, et le poids du corps, dont une partie est supportée par les membres antérieurs, n'apporte aucune fatigue à ces derniers.

Si ces bonnes directions ne sont pas respectées, si

l'avant-bras est dévié dans un sens ou dans l'autre, les membres sont l'objet d'une ruine prématurée.

Genou.

Le *genou* (fig. 4), limité supérieurement par l'*avant-bras*, inférieurement par le *canon*, a pour base squelettique les os du *carpe* qui, au nombre de sept, sont répartis en deux rangées superposées (fig. 2). A la rangée supérieure et à la face externe du genou, l'os qui fait saillie sous la peau est appelé *os crochu* (fig. 2).

Le genou *sec* doit être recherché, c'est-à-dire celui dont les saillies du squelette apparaissent sous la peau, dont l'absence de tissu conjonctif sous le tégument et la finesse de la peau rendent les reliefs apparents. Apanage du cheval de race distinguée, la sécheresse du genou n'existe pas sur les chevaux communs et lymphatiques, qui ont le genou *empâté*.

L'*épaisseur* du genou, *mesurée transversalement*, est également une beauté, car elle implique le grand développement transversal des surfaces articulaires, et, conséquemment, elle fournit un appui solide des régions supérieures sur les inférieures.

Pour la même raison, on exige du beau genou une grande *largeur*, *mesurée d'avant en arrière*, laquelle dénote un développement antéro-postérieur des assises articulaires donnant une grande solidité à la région carpienne. L'insuffisance de la largeur et de l'épaisseur du genou lui vaut l'appellation de *genou de veau*.

Le genou est dit *bien descendu, près de terre*, lorsqu'il est très près du sol; il est, dans ce cas, la conséquence d'un avant-bras long qui, ainsi que nous l'avons vu dans l'étude de cette dernière région, donne une grande amplitude aux mouvements du membre antérieur. Cette considération fait donner la préférence au genou bien descendu.

De même que l'avant-bras doit offrir une direction verticale afin que les membres soient bien placés pour supporter le poids du corps, le genou, pour des raisons analogues, doit avoir son grand axe dirigé suivant la verticale. Cette direction, seule, est capable de donner de la solidité aux membres antérieurs.

Si la ligne du genou est déviée en avant de la verticale, le membre étant vu de profil, le cheval est *brassicourt* ou *arqué* (fig. 18). Dans le premier cas, l'animal apporte cette défectuosité en naissant; celle-ci n'est qu'apparente et ne nuit aucunement à la solidité du sujet. Il n'en est pas de même pour le cheval *arqué*, dont le genou n'affecte cette mauvaise direction qu'à la suite de la fatigue et de la vieillesse.

La direction du genou — le membre étant toujours examiné de profil —, en arrière de la verticale, le fait qualifier de genou *creux*, de *mouton*, *effacé* (fig. 18).

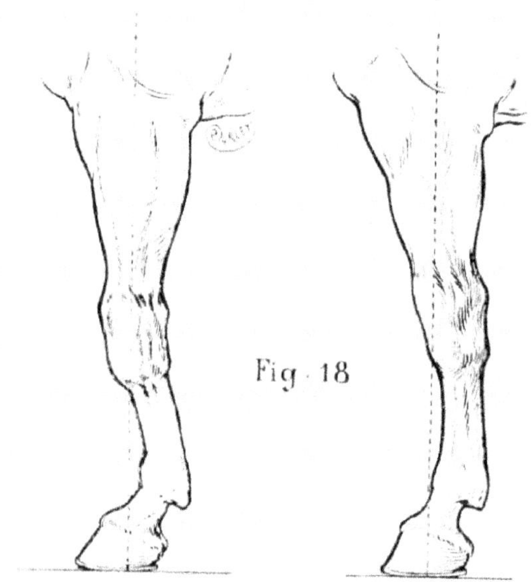

Fig. 18

Genou brassicourt ou arqué — Genou creux ou de mouton

Le *genou de bœuf* (fig. 19) est celui qui, examiné de face, est dévié en dedans de la verticale; le genou, vu également de face, mais dirigé en dehors de la ligne du fil à plomb, fait dire que le cheval a le *genou cambré* (fig. 19).

Un cheval *se couronne* lorsqu'en tombant sur la face antérieure des genoux il se fait, sur ces régions, des blessures plus ou moins graves. Un animal *couronné* est un animal *taré*; il subit de ce fait une dépréciation marchande, car les cicatrices de la face antérieure du genou dénotent, le plus souvent, de la faiblesse des membres et une prédisposition à de nouvelles chutes.

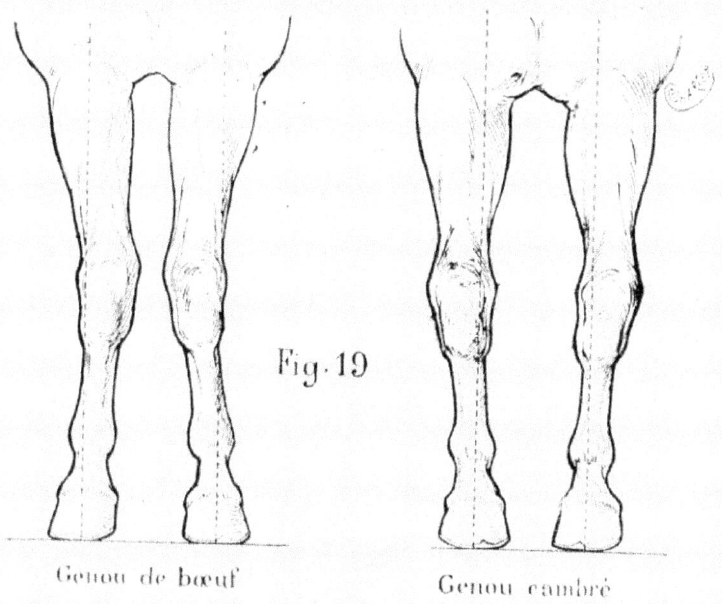

Genou de bœuf Genou cambré

Canon.

Situé au-dessous du *genou*, le canon est limité inférieurement par le *boulet* (fig. 4). Sa base squelettique est constituée par le *métacarpien principal*, auquel sont annexés, en arrière et sur les côtés, les deux *métacarpiens rudimentaires*, encore appelés *péronés* (fig. 20). Moins développés que l'os principal, ceux-ci ont une extrémité supérieure, la *tête*, un *corps* et une extrémité inférieure terminée par un petit renflement, le *bouton*.

Les faces antérieure et postérieure du canon sont parcourues, sur toute leur longueur, par des tendons : les tendons extenseurs, aplatis, en avant, et les tendons fléchisseurs, arrondis, plus volumineux, en arrière. Ceux-ci sont au nombre de deux : le *fléchisseur profond* et le *fléchisseur superficiel*, qui recouvre le premier en partie; entre le fléchisseur profond et la face postérieure du canon existe un fort ligament, appelé *ligament suspenseur du boulet* (fig. 20).

Dépourvu de muscles, le canon ne joue qu'un rôle passif dans la locomotion, car les tendons qui lui sont annexés ne font que transmettre les mouvements engendrés par les contractions des muscles des régions supérieures. Pendant la station, le canon joue le rôle important de colonne de soutien, car il contribue à supporter le poids du corps.

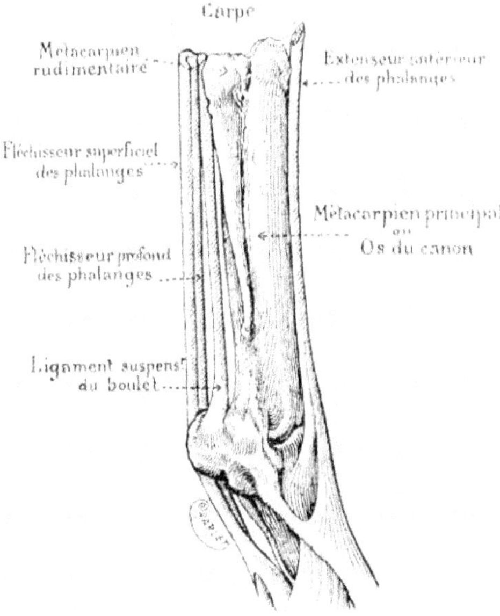

Fig. 20

Anatomie du canon.

Le canon doit avoir une *direction verticale*, afin que les pressions de la masse de l'animal soient convenablement réparties.

Il faut, en outre, qu'il soit *large* et *épais*. La largeur, dans laquelle on comprend le canon et les tendons, se mesure, d'avant en arrière, sur le cheval vu de profil. Elle doit être la même, tant dans la partie moyenne du canon qu'à ses extrémités, et le parallélisme de la ligne postérieure du tendon et du profil antérieur du canon doit être absolu.

Parfois, le profil du canon se montre moins large au-dessous du pli du genou qu'à sa partie inférieure, et la ligne du tendon affecte une direction légèrement oblique de haut en bas et d'avant en arrière; il semble que, dans la région supérieure, le tendon soit pris dans une gaine qui le rétrécit, l'étrangle au-dessous du genou. On définit ce vice de conformation, qui compromet la solidité du membre, par l'expression de *tendon failli* (fig. 21).

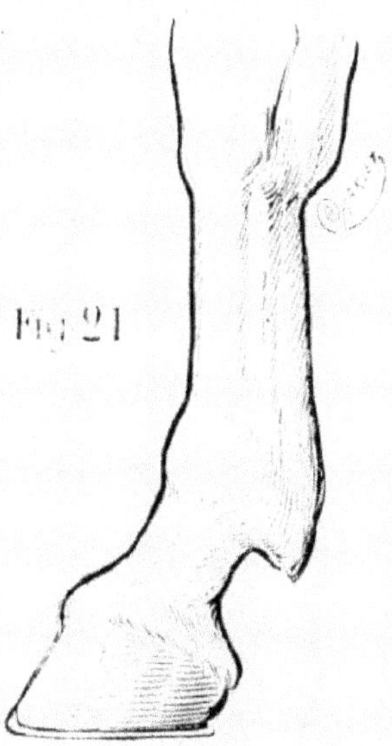

Tendon failli

La *largeur* et l'*épaisseur* du canon dénotent une grande solidité des colonnes de support. Le canon *peu épais* et péchant par *défaut de largeur* est qualifié de *mince*, *grêle*. S'il présente, en outre, une longueur excessive, on dit que le cheval est *monté sur des allumettes*. L'animal *n'a rien sous le genou* si son tendon est grêle et peu développé.

La *sécheresse* est une autre beauté du canon. Il en est ainsi lorsque la finesse des os laisse voir la forme des os et des tendons sous-jacents. Le tendon est dit *bien détaché* quand il est très apparent et bien délimité sous le tégument; il est *empâté* dans le cas contraire.

Au point de vue de sa *netteté*, il est nécessaire que le canon présente des contours normaux, indemnes d'altérations. Il y a lieu d'ajouter une grande importance à cette considération, car c'est sur la région du canon ou sur le fin ligament qui unit le métacarpien principal à chacun des péronés que se développent des tares osseuses (*suros*) dont nous aurons l'occasion de parler dans un autre chapitre. (Voir tares, page 97.)

Les tendons sont, quelquefois, l'objet de contusions ou de déchirures pendant les allures vives, lesquelles déterminent une boiterie plus ou moins intense du membre correspondant. Cette affection, appelée *nerf-férure* ou *effort de tendon*, qui peut intéresser chacun des tendons, fléchisseur superficiel, fléchisseur profond, ligament du suspenseur du boulet, ou la totalité de ces cordes tendineuses, fait dire que le cheval a *le* ou *les tendons claqués*, qu'il *s'est claqué le* ou *les tendons*.

Boulet.

On entend par *boulet*, la région qui correspond à l'union de l'*extrémité inférieure du canon* et de l'*extrémité supérieure de la première phalange* (fig. 4). Elle a pour base l'articulation *métacarpo-phalangienne*, à laquelle viennent s'adjoindre, en arrière, deux osselets accolés à la première phalange et appelés *os grands sésamoïdes* (fig. 2); ceux-ci font l'office de poulie de renvoi en écartant les tendons fléchisseurs (fig. 20), ce qui donne plus d'action aux contractions musculaires provenant des régions supérieures.

Le boulet doit son nom à sa forme sphérique; sa face postérieure est ornée d'une production cornée, appelée *ergot*, autour de laquelle on remarque un bouquet de poils, de longueur variable, constituant le *fanon* (fig. 4).

En raison de l'angle formé par l'articulation métacarpo-phalangienne, le boulet joue un grand rôle pendant la locomotion, car il amortit très sensiblement les réactions au moment de l'appui du membre sur le sol.

Comme pour toutes les articulations en général, on doit rechercher, pour le boulet, la *largeur* et l'*épaisseur*. La première est représentée par le diamètre antéro-postérieur, le cheval étant examiné de profil; la deuxième se mesure transversalement.

La *largeur* correspond à celle du canon; elle est une garantie de la solidité de l'appui, en même temps qu'elle indique un fort développement des os sésamoïdes et, conséquemment, une grande action de la poulie de renvoi dont ceux-ci font l'office.

Quant à l'*épaisseur* du boulet, elle assure un appui solide grâce aux larges surfaces articulaires offertes par la jointure.

Le boulet *peu large* et *peu épais* prend les noms de

grêle, *coulé*, *rond*, et l'on dit du cheval présentant ces défectuosités qu'il *manque de poignets*, qu'il a des *attaches faibles*, des *poignets légers*, *minces*.

La région du boulet est constituée, ainsi que nous l'avons vu, par deux os : le canon, qui doit avoir une direction verticale, et la première phalange, dont la direction oblique doit être intermédiaire entre la verticalité et l'horizontalité. Il arrive parfois que la direction de la première phalange se rapproche trop de la verticale, et les rayons osseux, dont l'union constitue le boulet, se redressent l'un sur l'autre; on dit le cheval *droit sur ses boulets*, *piqué sur ses boulets*, *piqué sur ses membres* (fig. 22).

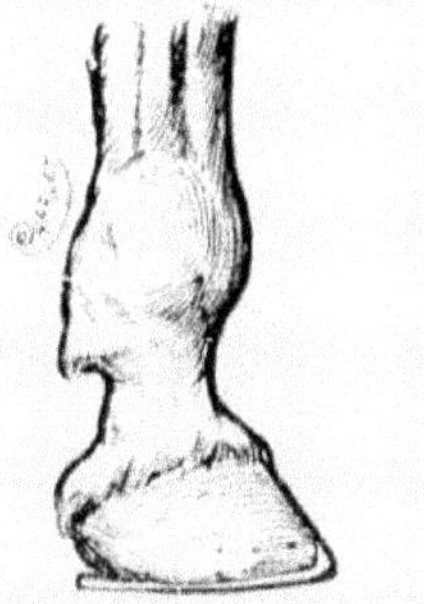

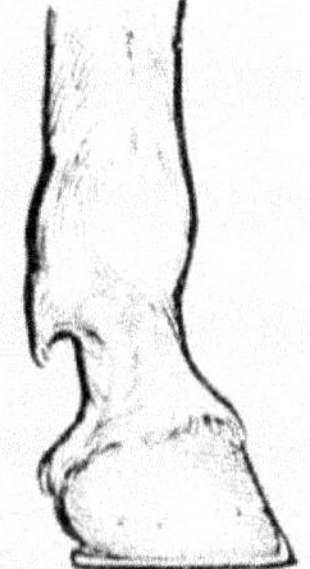

Cheval bouleté. Cheval droit sur ses boulets.

Fig. 22

Dans d'autres cas, le canon n'étant pas verticalement dirigé, affecte une position oblique de haut en bas et d'arrière en avant, tandis que la première phalange, redressée, présente une obliquité opposée à celle qu'elle doit avoir normalement. Cette mauvaise conformation, qui prend le nom de *bouleture*, fait dire que le cheval est *bouleté* (fig. 22).

La finesse de la peau et des poils qui recouvrent le boulet, le peu d'abondance du tissu conjonctif sous-jacent, indiquent la *sécheresse* de la région. Cette beauté se rencontre sur les chevaux nerveux, de race de pur sang. Le boulet qui pèche par défaut de sécheresse est dit *empâté;* cette défectuosité spécialise les chevaux communs, mous et lymphatiques, ou les animaux fatigués.

L'absence de tares ou de blessures dénote sa *netteté*.

La face interne du boulet peut présenter des traces

de blessures, des plaies, occasionnées par le fer du pied opposé, qui la contusionne pendant les allures. On dit que le cheval *se touche, se coupe, se taille, s'entre-taille*, suivant le degré de gravité de la contusion. Ces blessures sont la conséquence de mauvais aplombs des membres ou du pied.

La face antérieure du boulet peut, elle-même, présenter des plaies accidentelles dues à des chutes de l'animal sur cette région; celui-ci est dit *couronné au boulet*.

Enfin, on peut voir sur les côtés ou sur la face antérieure du boulet des tumeurs molles, de forme sphérique ou ovoïde, appelées *molettes* (fig. 59). L'étude de ces lésions, présentant un grand intérêt, sera développée dans un chapitre particulier. (Voir tares molles, page 98.)

Pâturon.

Le *pâturon* (fig. 4), ayant pour base squelettique la *première phalange*, présente une direction oblique d'arrière en avant et de haut en bas. Il concourt, avec les os *grands sésamoïdes* situés en arrière de lui et à sa partie supérieure, à former l'articulation *métacarpo-phalangienne* (fig. 2).

Ce rayon offre à considérer une face antérieure, deux faces latérales et une face postérieure appelée *pli du pâturon* (fig. 4).

On reconnait un beau pâturon à son grand développement en *largeur* et en *épaisseur*. La largeur se mesure d'avant en arrière, l'animal étant placé de profil; l'épaisseur s'évalue transversalement d'une face latérale à l'autre, le cheval étant examiné de face.

La largeur du pâturon correspond à une première phalange volumineuse, qui est l'assurance d'une grande solidité du membre; son étendue transversale annonce de larges assises articulaires garantissant un appui résistant.

L'animal qui a des pâturons trop longs est dit *long-jointé;* il est *court-jointé* dans le cas contraire (fig. 24).

Le pâturon a une *bonne direction* quand sa ligne oblique A B fait un angle de 60° avec une ligne horizontale X Y, imaginaire, qui passerait par sa base (fig. 23).

Si le pâturon est trop long, il est nécessairement plus oblique, et l'angle A O X est inférieur à 60°. La distance C D étant plus courte, le boulet est plus rapproché du sol (fig. 23); dans ce dernier cas, le cheval est dit *bas-jointé* (fig. 24). Lorsque le pâturon est trop

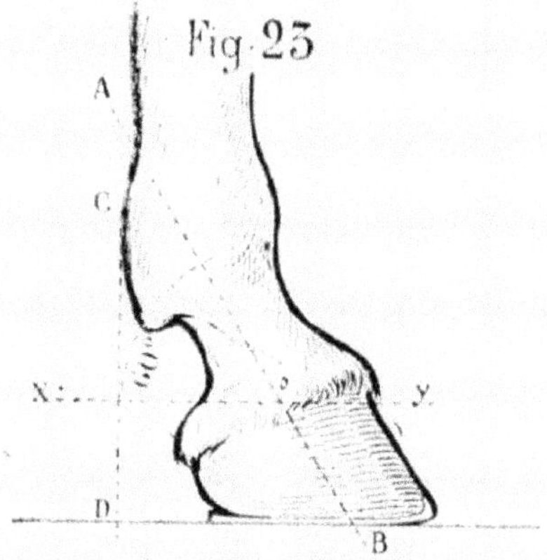

Paturon bien dirigé

court, le rayon phalangien a une obliquité moindre que celle de la normale, l'angle A O X est supérieur à 60° et la distance C D devenant plus grande (fig. 23), le boulet est plus éloigné du sol; l'animal est *droit-jointé* (fig. 24).

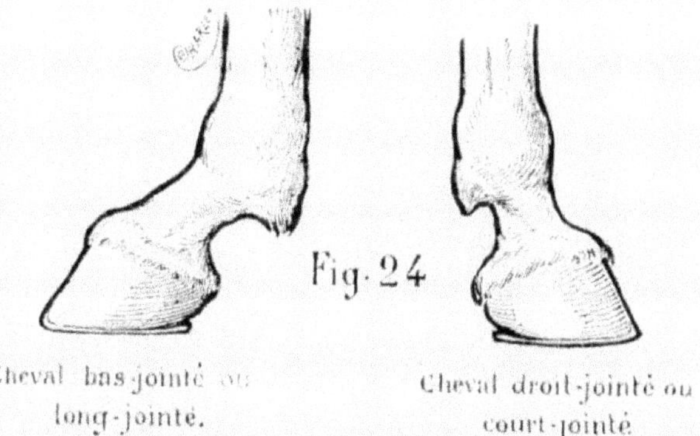

Cheval bas-jointé ou long-jointé.

Cheval droit-jointé ou court-jointé.

Toutes ces considérations nous amènent à dire que la direction du pâturon est tributaire de son degré de longueur. Un pâturon long a une obliquité plus forte qu'un rayon phalangien court et inversement, de telle sorte que les expressions dénommant ces défectuosités sont synonymes : un cheval *long jointé* peut, aussi, être dit *bas jointé*, de même qu'un sujet *court jointé* est également *droit jointé*.

Le pâturon, *long* et *oblique*, donne de l'élasticité aux allures; les réactions sont amorties au détriment de l'intégrité des tendons. *Court* et *droit*, le pâturon est fort, mais il rend les réactions dures pendant les allures, et, s'il ménage les tendons, il menace l'appareil osseux. Il y a donc un réel intérêt à rechercher un pâturon d'une longueur et d'une obliquité moyennes.

La *sécheresse* de la région est caractérisée par une peau peu épaisse, pourvue de poils fins, et par un tissu conjonctif sous-jacent, très peu abondant, permettant de distinguer, sous la peau, les reliefs de la première phalange. Tous ces détails se remarquent sur les pâturons de chevaux de pur sang anglais.

Le pâturon est *net*, lorsqu'il est exempt de tares ou de blessures. On peut observer des blessures dans le pli du pâturon. Quand elles sont occasionnées par le frottement intense de la longe avec laquelle le cheval est attaché à la mangeoire, elles prennent le nom de *prises de longe*. Elles sont appelées *crevasses*, quand elles sont provoquées par le contact de la boue qui, dans le pli du pâturon, détermine une inflammation de la peau.

Enfin, nous devons signaler que la première phalange peut être le siège de déformations, plus ou moins accentuées, dues à des tumeurs osseuses appelées *formes du pâturon*. (Voir tares dures, page 97.)

Couronne.

La *couronne* est la région correspondant à la partie supérieure de la *deuxième phalange* qui n'est pas renfermée dans le sabot (fig. 4).

Elle est au point d'union du pâturon et du pied, et affecte une forme arrondie.

On peut remarquer, dans certains cas, des déformations sur la couronne, consécutives à des tumeurs osseuses appelées *formes coronaires* (voir tares dures, p. 97).

Pied.

Les pieds, au nombre de quatre, sont divisés en antérieurs et postérieurs, suivant qu'ils appartiennent à l'avant-main ou à l'arrière-main.

Extérieurement, le pied est représenté par une enveloppe cornée appelée *sabot*, qui renferme et protège les parties intérieures.

Sa base squelettique est constituée par *trois os* unis entre eux par des *ligaments* et des *tendons*.

Ces os sont : l'*extrémité inférieure de la deuxième phalange* (fig. 26), la *troisième phalange* ou *os du pied* (fig. 26) et le *petit sésamoïde* (fig. 26). Ce dernier, encore appelé *os naviculaire*, à cause de sa vague ressemblance avec une navette de tisserand, est situé en arrière des précédents et complète l'articulation formée par les premiers.

La troisième phalange présente une face antérieure, une face inférieure et une face postérieure délimitées par trois bords.

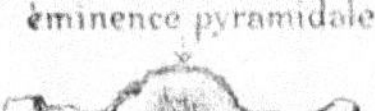

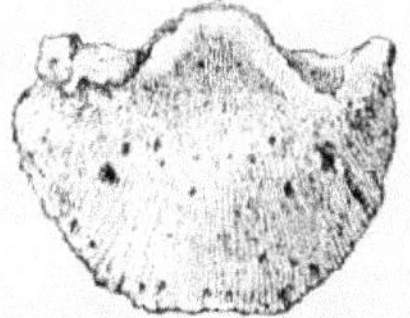

Face antérieure de l'os du pied.

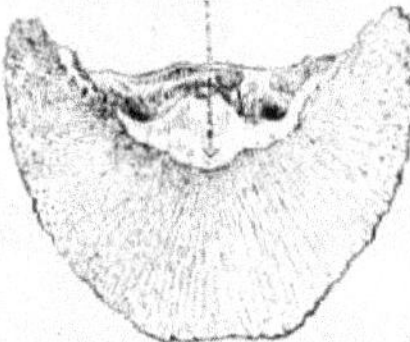

Face inférieure de l'os du pied.

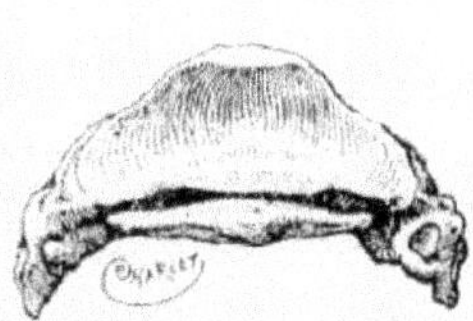

Face postérieure de l'os du pied avec l'os petit sésamoïde.

Fig. 25

Le bord supérieur de la face antérieure est porteur en son milieu d'un renflement appelé *éminence pyramidale* (fig. 25).

La face inférieure de la troisième phalange semble divisée en deux parties par une crête ayant la forme d'un croissant qui porte le nom de *crête semi-lunaire* (fig. 25).

Les trois os qui contribuent à former le squelette du pied sont réunis par des ligaments et des tendons. Ces derniers, qui viennent s'insérer sur la troisième phalange sont au nombre de deux : l'un, qui a pour mission d'étendre le pied, passe en avant de la deuxième phalange et vient prendre attache sur l'éminence pyramidale, est l'*extenseur antérieur des phalanges* (fig. 26).

Le deuxième, longeant en arrière la deuxième phalange, et qui fléchit l'os du pied, s'insère sur la crête semi-lunaire après s'être développé en éventail; il prend le nom de *fléchisseur profond des phalanges* (fig. 26).

L'épanouissement du fléchisseur profond, au niveau

de son insertion, est appelé *aponévrose plantaire* (fig. 26).

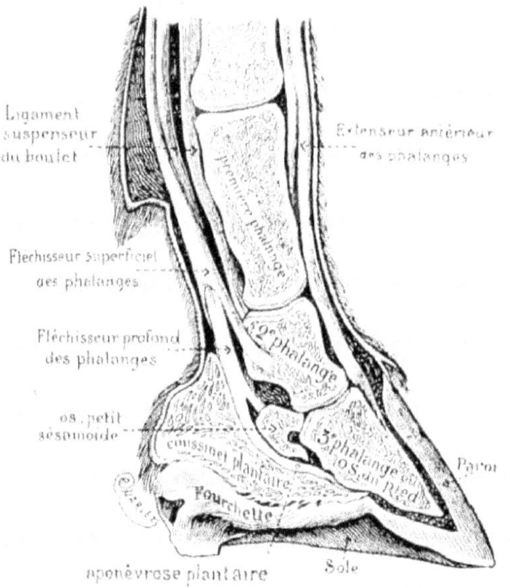

Coupe antéro-postérieure du pied.

Fig. 26

En arrière et de part et d'autre de l'os du pied, sont fixés deux cartilages appelés *cartilages complémentaires du pied;* accolés à la troisième phalange, ils jouent le rôle de deux ressorts empêchant celle-ci de descendre trop brusquement dans le sabot lorsque le pied touche à terre.

En dessous de l'os du pied et de l'aponévrose plantaire, entre les cartilages complémentaires, existe un coussinet de corne molle, élastique, appelé *coussinet plantaire* (fig. 26), pointu en avant. Ce coussinet se loge sous la troisième phalange à la façon d'un coin. Il amortit les réactions, car il est déprimé par le poids du corps de l'animal, lorsque le pied arrive à l'appui; il s'aplatit, pour reprendre sa forme première au moment où le pied quitte le sol.

L'ensemble des deux cartilages et du coussinet plantaire prend le nom d'*appareil d'amortissement et d'élasticité du pied.*

Toutes ces parties internes du pied que nous venons d'énumérer sont renfermées dans une sorte de manchon constitué par de la chair, appelé *enveloppe de chair* (fig. 27). Cette enveloppe, de couleur rouge, est une région qui renferme beaucoup de vaisseaux sanguins et de nerfs; ceux-ci la rendent très sensible.

On divise l'*enveloppe de chair* en trois parties bien distinctes : les *bourrelets*, la *chair feuilletée* ou *feuillets de chair* et la *chair veloutée*.

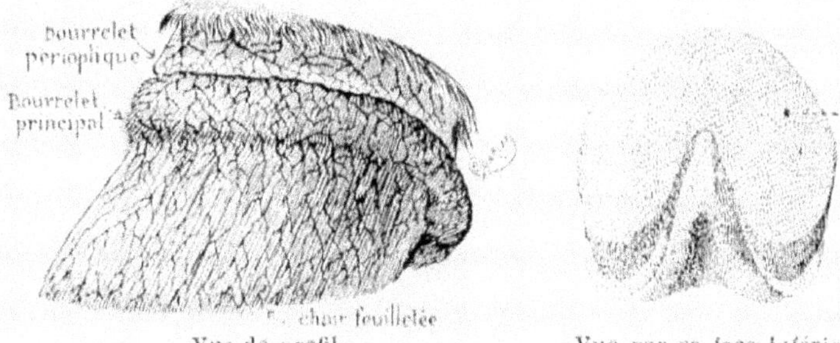

Vue de profil. Vue par sa face inférieure.

Enveloppe de chair.

Fig. 27

Les *bourrelets* se divisent en *bourrelet périoplique* et en *bourrelet principal* (fig. 27).

Placé au-dessus de ce dernier, le *bourrelet périoplique* est un petit liseré de chair qui secrète le *périople* (on entend par *périople* une bande très mince de corne molle, située aux deux tiers supérieurs de la face externe de la *paroi*, qui joue le rôle d'un vernis protecteur, peu perméable à l'eau).

Le *bourrelet principal*, véritable générateur de la corne, a une forme renflée; il est, en outre, hérissé dans toute son étendue, d'une grande quantité de filaments de chair, appelés *villosités*.

La *chair feuilletée* ou *feuillets de chair*, située au-dessous du bourrelet, s'étend sur toute la périphérie de l'enveloppe de chair. Sa surface est constituée par des feuillets, parallèles entre eux, descendant directement du bourrelet.

Ces feuillets de chair sécrètent la corne de la face interne de la *paroi*.

La face inférieure de l'enveloppe de chair est appelée *chair veloutée* (fig. 27). Elle doit son nom à une multitude de *villosités* qui la recouvrent et donnent à sa surface l'aspect du velours.

La chair veloutée sécrète la corne de la sole et de la fourchette.

Les os du pied, tendons et ligaments, appareil d'amortissement et d'élasticité, recouverts de toutes parts par l'enveloppe de chair, sont revêtus et protégés par une enveloppe de corne appelée *sabot*.

Le *sabot* (fig. 28), qui a la forme d'un tronc de cône à base inférieure, creux en dessous et fendu en arrière, se divise en trois parties : la *paroi* ou *muraille*, la *sole* et la *fourchette*.

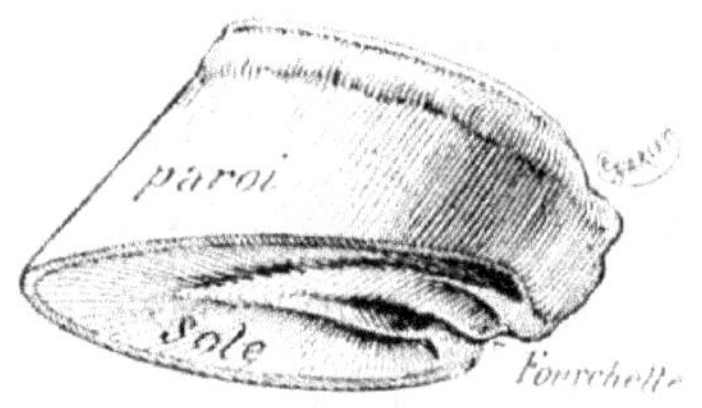

Sabot.

Fig. 28

La *paroi*, encore appelée *muraille* (fig. 29) est la partie visible du sabot, quand le pied est posé à terre; elle est représentée par une bande de corne en forme de croissant, incurvée, dont les extrémités, terminées en pointe, se replient en dedans, sous le pied, encadrant la fourchette.

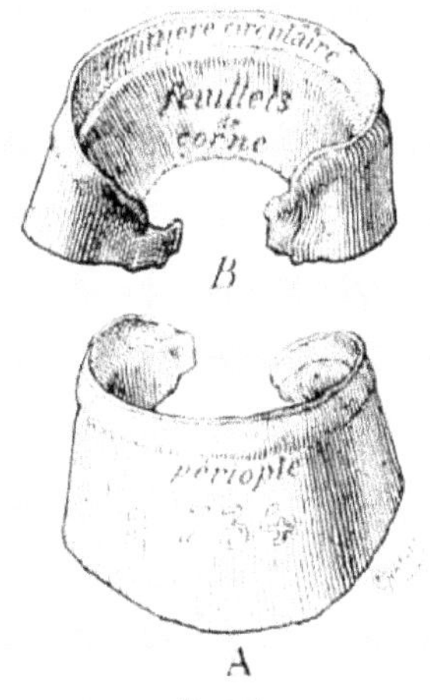

Paroi.

A face externe. B face interne.

Fig. 29

La *paroi* présente à considérer :

1° Une *face externe*, lisse et brillante, recouverte dans son tiers supérieur par le *périople* (fig. 29, A);

2° Une *face interne*, dont la partie supérieure est creusée d'une *gouttière*, appelée *gouttière circulaire* (fig. 29, B), destinée à loger les *bourrelets*.

Cette gouttière est ornée d'une multitude de petits trous destinés à loger les nombreuses villosités du bourrelet. Cette disposition donne une grande adhérence des régions correspondantes de la paroi et du bourrelet.

La partie inférieure de la face interne de la muraille, la plus étendue, est constituée par une grande quantité de *feuillets de corne* (fig. 29, B). Ces feuillets de corne, d'aspect blanchâtre, s'engrènent solidement avec les feuillets, de couleur rouge, de la chair feuilletée de l'enveloppe de chair et fournissent ainsi une grande adhérence du sabot avec les tissus sous-jacents;

3° Un *bord supérieur*, au niveau de la couronne, en continuité avec la peau du membre;

4° Un *bord inférieur*, en contact avec le sol, lorsque le pied est posé à terre, auquel on reconnaît la *pince* (fig. 30), à la région antérieure; les *mamelles* (fig. 30), en dehors et en dedans, de chaque côté de la pince; les *quartiers* (fig. 30), qui occupent les côtés, et les *talons* (fig. 30), interne et externe, placés tout à fait en arrière;

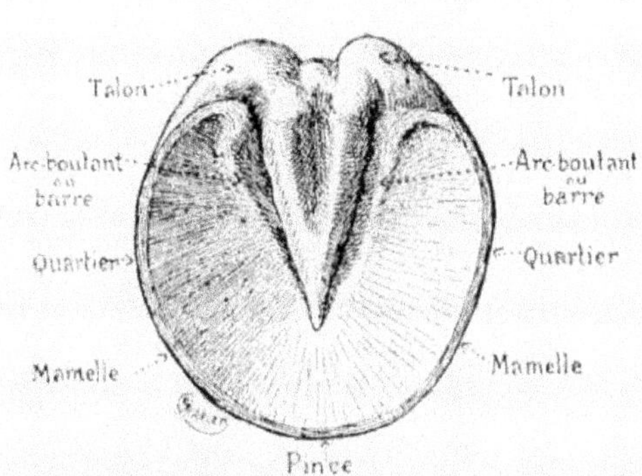

Pied vu par sa face inférieure.

Fig. 30

5° Les extrémités, repliées, prennent le nom d'*arcs boutants* (fig. 30) ou *barres*.

La *sole* (fig. 31) constitue la face inférieure du sabot;

elle contribue à former avec la *fourchette* et les *barres* le dessous du sabot. Ayant la forme d'un croissant de corne, épais et aplati, la sole est divisée en *face supérieure*, *face inférieure*, *bord externe*, *bord interne* et *deux extrémités*.

On remarque à la *face supérieure* (fig. 31), qui est bombée et en contact direct avec la chair veloutée, une grande quantité de petits orifices destinés à loger les très nombreuses villosités de la chair veloutée et à donner ainsi une grande adhérence de la sole avec l'enveloppe de chair.

La *face inférieure*, en rapport avec le sol, est légèrement concave et présente de nombreuses écailles de corne.

Le *bord externe* de la sole se soude avec la paroi. Lorsque le pied est *paré*, c'est-à-dire quand on a enlevé, au bord inférieur de la paroi, l'excédent de corne dû à la pousse de celle-ci, cette soudure, nettement visible, apparaît sous la forme d'une ligne circulaire, d'aspect blanchâtre, appelée *sillon circulaire* ou *ligne blanche*.

Le *bord interne* de la sole qui correspond à la fourchette, n'offre rien de particulier à signaler.

Les extrémités du croissant de la sole sont logées dans les angles formés par les talons et les barres correspondants.

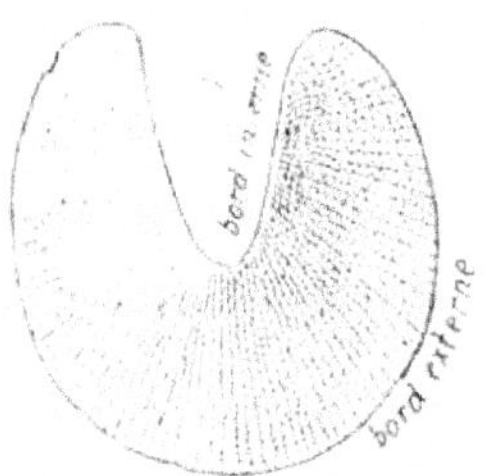

Sole vue par sa face supérieure.

Fig. 31

La *fourchette* (fig. 33) est un coin de corne élastique, destiné, comme son congénère le coussinet plantaire, à amortir les réactions pendant les allures, lorsque le pied arrive au contact du sol.

Logée dans l'angle formé par le bord interne de la sole et les barres, la fourchette présente à considérer une *face supérieure* et une *face inférieure*.

La *face supérieure* vient se mouler sur le coussinet

plantaire dont elle est séparée par la chair veloutée. En employant l'expression « se mouler », nous désirons attirer l'attention sur la forme de cette face qui est l'inverse de la forme de la face inférieure du coussinet plantaire. Elle présente, en effet, un relief médian A fortement accusé, et, de chaque côté, deux dépressions convergentes en avant (fig. 32).

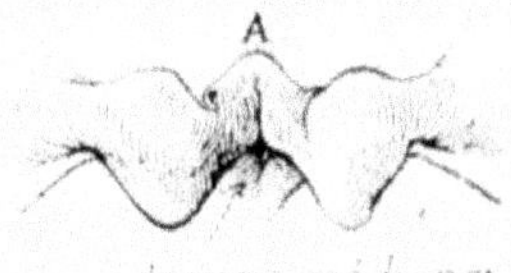

Coupe transversale de la fourchette.

Fig. 32

Cette face supérieure est criblée, comme la sole, de nombreux orifices appelés à recevoir les villosités correspondantes de la chair veloutée.

La *face inférieure* est en contact avec le sol.

La fourchette (fig. 33) se divise en trois parties : la *pointe*, le *corps* et les *branches*.

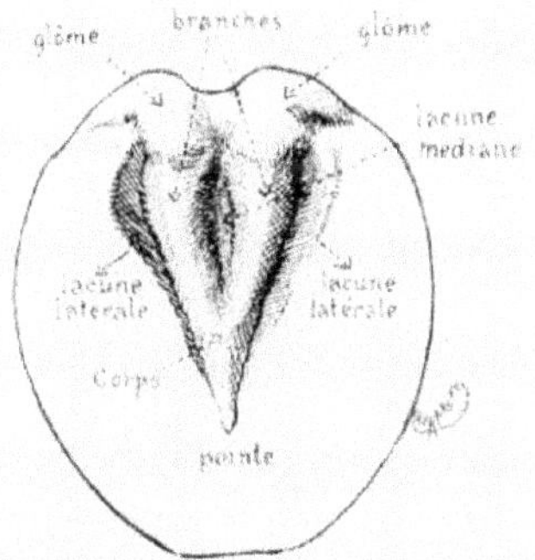

Divisions de la fourchette.

Fig. 33

On entend par *pointe*, l'extrémité antérieure de la fourchette, c'est-à-dire celle qui s'avance vers le bord interne de la sole.

Le corps est la partie moyenne de la fourchette qui se bifurque ensuite pour constituer les *branches*, lesquelles viennent, en arrière, s'unir aux arcs-boutants pour constituer les *glômes* de la fourchette (fig. 33).

Entre les branches existe une excavation appelée *lacune médiane*.

Chacune des branches est séparée de la barre correspondante par des parties creuses appelées *lacunes latérales* (fig. 33).

II. — CORPS PROPREMENT DIT

1° Dos.

Le *dos* (fig. 4) comprend la région située à la partie supérieure du corps, entre le *garrot* en avant, le *rein* en arrière et les *côtes* qui la limitent latéralement de part et d'autre.

Les os qui constituent sa base sont les *apophyses épineuses des douze dernières vertèbres dorsales* et l'*extrémité supérieure des côtes* qui aboutissent à cette région (fig. 2).

Pour le cheval de selle, l'étude de la région du dos a une grande importance, car cette partie du corps doit répondre à deux desiderata : 1° supporter convenablement la selle, ainsi que le poids du cavalier; 2° transmettre à l'avant-main, par l'intermédiaire du rein, les mouvements d'impulsion qui sont fournis par les membres postérieurs.

Afin de satisfaire à ces conditions, le dos doit être *droit*, c'est-à-dire que sa ligne supérieure doit offrir une direction horizontale. Recherchée pour la grande solidité qu'elle présente, cette direction a encore

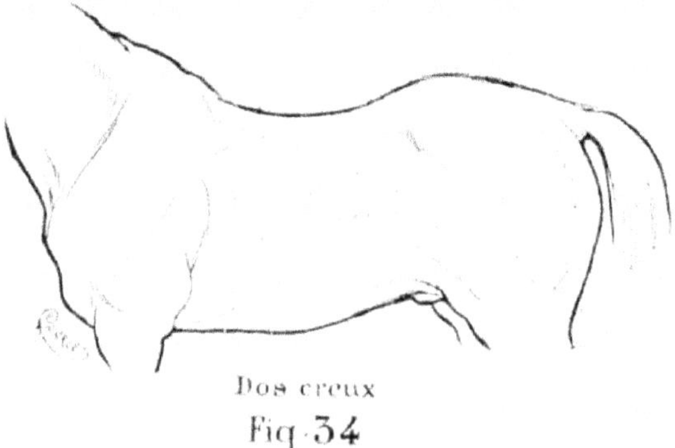

Dos creux

Fig 34

l'avantage d'éviter les déplacements de la selle, soit en avant, soit en arrière.

Le dos est *creux* (fig. 34), quand la ligne dorsale décrit d'avant en arrière une courbe *concave;* le cheval qui présente cette conformation est dit *ensellé*.

Cet *ensellement* constitue une grande défectuosité, car les pressions qui agissent sur un dos creux lui communiquent une flexibilité trop considérable, et la colonne vertébrale n'a plus la rigidité nécessaire pour transmettre aux parties antérieures l'impulsion donnée par l'arrière-main.

Mince et légèrement *convexe*, le dos est qualifié de *dos de carpe* ou *de mulet* (fig. 35). On n'a plus à craindre, dans ce cas, le peu de solidité de la voûte rachidienne, laquelle, étant très cintrée, n'offrira que plus de résistance aux pressions; mais le dos convexe est en général plus court, et la distance qui sépare les membres postérieurs des antérieurs n'est pas suffisante pour permettre aux premiers de se développer, dans les allures rapides, sans toucher à l'extrémité inférieure des membres antérieurs. Lorsque les pieds postérieurs viennent frapper sur les antérieurs, les fers appliqués sous les premiers, produisent, par leur choc avec les fers des pieds de devant, un bruit rappelant vaguement celui du marteau qui frappe sur l'enclume. On dit que le cheval *forge*.

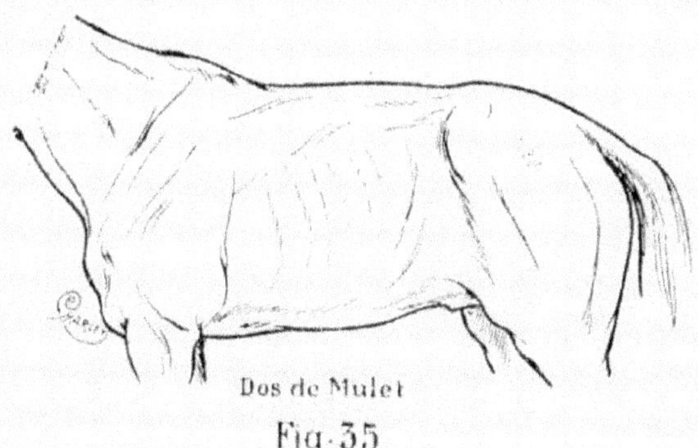

Dos de Mulet

Fig-35

Le dos *de mulet* expose donc l'animal *à forger;* de plus, il ne favorise qu'imparfaitement la transmission, à l'avant-main, de l'action impulsive des membres postérieurs.

Si la direction de la ligne dorsale est oblique d'arrière en avant et de haut en bas, on est en présence du *dos plongeant* (fig. 36).

Cette défectuosité prédispose l'animal qui la présente à des blessures du garrot, car la selle et le cavalier étant sur un plan légèrement incliné d'arrière en avant, tout le poids se trouve reporté sur la région du garrot. Pour la même raison, le centre de gravité est déplacé en avant, et les membres antérieurs du cheval sont surchargés.

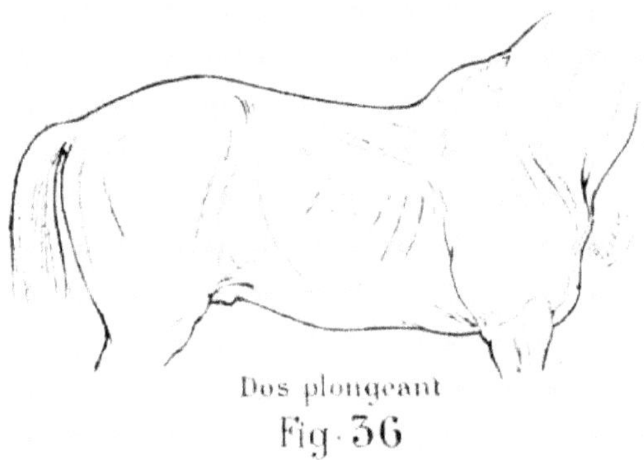

Dos plongeant
Fig. 36

La forte musculature du dos, qui se traduit par un grand développement des muscles situés de part et d'autre de la colonne vertébrale, séparés par un sillon représentant l'épine dorsale, fait qualifier le dos de *double*. On trouve cette variété de dos sur les chevaux de gros trait, fortement musclés.

Inversement, la colonne vertébrale peut faire saillie entre les muscles amaigris de la région dorsale. Le dos ainsi conformé est appelé *tranchant* et expose l'animal aux blessures par le harnachement.

Les dimensions du dos doivent être moyennes : celui-ci ne doit être ni trop long, ni trop court. Si le *dos long* (fig. 37) implique une grande profondeur de poitrine, et partant une grande capacité respiratoire, il offre le sérieux inconvénient de présenter plus de flexibilité aux pressions auxquelles il est soumis, et il transmet moins intégralement l'action impulsive des membres postérieurs.

Le dos *court* (fig. 37) dénote une faible capacité respiratoire, en raison du peu de profondeur de la poitrine; il manque de souplesse, et le cheval est destiné à forger à cause de la faible distance qui sépare les membres antérieurs des postérieurs.

La *largeur* du dos est une qualité à rechercher, car elle répond à une forte musculature de la région; de plus, étant proportionnelle à la largeur transversale de la cavité thoracique, elle correspond à une poitrine spacieuse. Enfin, un dos large, offrant un appui convenable à la selle, les risques de blessures de la région par le harnachement sont bien moindres.

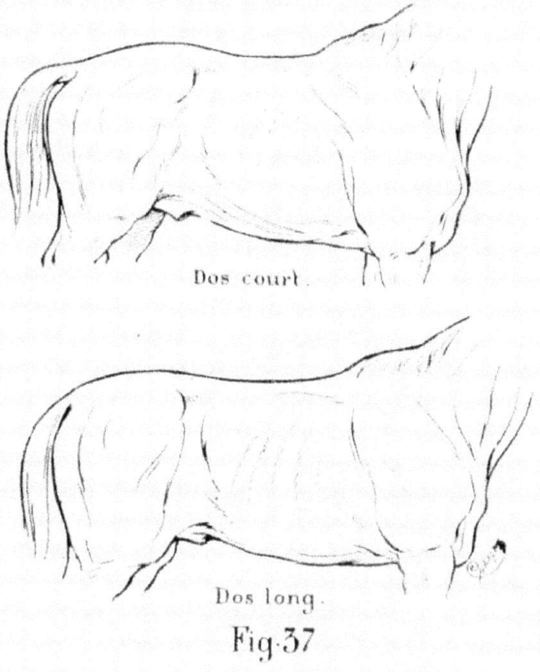

Fig. 37

2° Rein.

Il ne faut pas confondre le *rein*, qui, en *anatomie*, constitue une partie de l'appareil de dépuration urinaire, avec le *rein*, lequel, *en extérieur*, représente la région située en arrière du dos.

Limité en avant par le *dos*, en arrière par la *croupe* et les *hanches*, latéralement par les *flancs* (fig. 4), le rein a pour base squelettique les *six vertèbres lombaires* (fig. 2).

En général, le rein affecte une direction *rectiligne;* il n'est *convexe* que sur les vieux chevaux fatigués ou sur les sujets atteints d'une grave affection interne. Chez ces derniers, la ligne du rein décrit une courbure convexe très prononcée qui la fait qualifier de *voussée*.

On doit rechercher le rein aussi court que possible; il ne faut pas oublier que, contrairement au dos qui est supporté latéralement par l'extrémité supérieure des côtes, les vertèbres lombaires ne possèdent pas d'appui latéral (voir fig. 2). Plus le rein est long, moins il offre de solidité, et l'action impulsive fournie par la détente des membres postérieurs est, dès lors, sujette à des déperditions de force, en raison de la mobilité due à la longueur de la région.

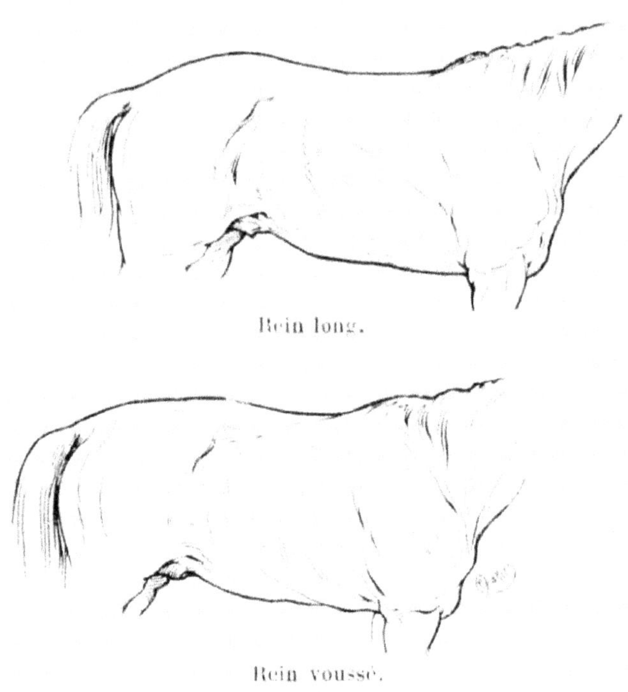

Rein long.

Rein voussé.

Fig. 38

Il est à remarquer que, sur la plupart des chevaux, les longueurs respectives du dos et du rein se compensent; il n'est pas rare de voir un rein court faire suite à un dos long, et inversement. Cette disposition rachète, partiellement, quelques-unes des défectuosités de chacune de ces régions; elle empêche, notamment, l'animal de forger, mais elle est toujours désavantageuse pour le cheval de selle pour lequel nous devons exiger un rein court, faisant suite à un dos de longueur moyenne.

Comme nous l'avons déjà vu, au sujet du dos, la forte musculature du rein fait donner à celui-ci la qualification de *rein double*.

La région du rein est exposée à des blessures occasionnées par la région postérieure de la selle; on les appelle *maux de rognon*, et le cheval est dit *rognonné*.

3° Flanc.

Situés de part et d'autre du corps de l'animal, chacun des *deux flancs* est limité en avant par les *côtes;* en arrière et de haut en bas par la *hanche*, la *cuisse* et le *grasset;* à sa partie supérieure par le *rein* et à sa partie inférieure par le *ventre* (fig. 4).

Le flanc a été divisé en trois parties : le *creux du flanc* (fig. 4), caractérisé par une dépression plus ou moins accusée, ayant son siège en avant de la hanche et au-dessous du rein; le *fuyant du flanc* (fig. 4), situé en avant et au-dessus du grasset, qui s'unit insensiblement à la région postérieure du ventre; la *corde du flanc* (fig. 4) qui, séparant le creux du fuyant, est représentée par un relief oblique se dirigeant de haut en bas et d'arrière en avant depuis la hanche jusqu'à l'extrémité inférieure des dernières côtes asternales.

Ces trois parties du flanc sont très nettement visibles sur les chevaux amaigris.

Pour être bien conformé, le flanc doit offrir une dépression peu accentuée, la corde doit être peu apparente, et son fuyant doit être confondu avec la partie postérieure du ventre.

Le flanc est dit *creux*, lorsque la dépression de sa partie supérieure est très marquée (C, fig. 39) : cette mauvaise conformation existe sur les chevaux communs, lymphatiques, et sur les animaux maigres.

Sur un sujet qui se nourrit mal, le flanc est *levretté*, *retroussé;* il semble refoulé vers la région rénale (A, fig. 39).

Le flanc creux d'une part et levretté d'autre part, tandis que sa corde est très saillante, est appelé *flanc cordé* (B, fig. 39).

Enfin, on dit qu'un cheval est *efflanqué*, lorsque son flanc est *creux, cordé* et *levretté.*

La *largeur* du flanc se mesure depuis la dernière côte jusqu'à l'angle de la hanche. Elle doit être aussi faible que possible, car elle correspond à un rein court. D'autre part, la dernière côte constituant la limite antérieure du flanc, plus le flanc sera étroit et plus cette dernière côte sera reportée en arrière, signe d'une grande profondeur de poitrine et conséquemment d'une grande capacité respiratoire.

Inversement, le flanc large, dénote un rein long et une poitrine peu profonde.

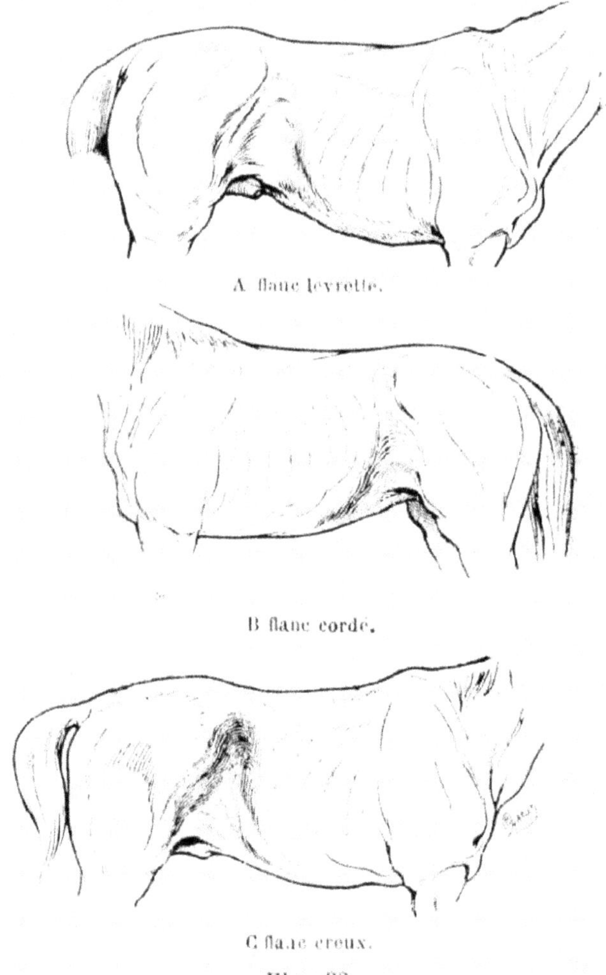

A flanc levrette.

B flanc cordé.

C flanc creux.

Fig. 39

Dans l'examen du flanc, on doit s'inquiéter des mouvements de cette région. Ceux-ci, qui ont lieu pendant l'inspiration et l'expiration, doivent être réguliers et se succéder dans des temps égaux.

Pendant l'*inspiration*, le fuyant du flanc grossit lentement et sans secousses; au moment de l'*expiration*, il remonte pour reprendre sa place primitive. Sur les chevaux atteints d'*emphysème pulmonaire*, de *pousse*, appelés chevaux *poussifs*, les mouvements d'*expiration* se font en deux temps séparés par un rebondissement brusque du fuyant du flanc; ce rebondissement est appelé *soubresaut*.

4° Passage des sangles.

Cette région est ainsi appelée, parce que c'est à son niveau que passent les sangles qui fixent la selle.

Ses limites sont : en avant, l'*inter-ars;* à droite et à gauche, l'*ars* et le *coude* correspondants; en arrière, le *ventre* et les *côtes* (fig. 4).

5° Côtes. Poitrine.

Les régions appelées *côtes* sont situées sur les faces latérales du corps.

Chacune d'elles a pour base anatomique les *douze dernières côtes* (celles qui ne sont pas dissimulées par l'épaule) (fig. 2) et est limitée antérieurement par cette dernière et le *bras;* inférieurement par le *passage des sangles* et le *ventre;* supérieurement par le *dos* (fig. 4).

Les *côtes* jouent un grand rôle dans la respiration, car elles exécutent des mouvements alternatifs d'élévation et d'abaissement pendant l'inspiration et l'expiration.

La région des côtes présente deux sortes de conformations, suivant que la courbure des os, qui en constitue la base, est plus ou moins accentuée. On dit les côtes *plates*, lorsqu'elles présentent une convexité, de haut en bas, peu apparente; dans le cas contraire, elles sont appelées *rondes*.

Pour que les côtes soient bien conformées, on doit exiger :

1° Une forte courbure, car plus la cage thoracique se rapproche de la forme cylindrique, plus sa cavité est grande; ,

2° Une grande longueur; celle-ci représente dans le sens vertical l'étendue de la cage thoracique;

3° Enfin, les côtes doivent être très écartées les unes des autres : cette heureuse disposition prouve que les espaces intercostaux sont pourvus de muscles inspirateurs très développés qui détermineront un grand déplacement des côtes pendant les mouvements respiratoires. Lorsque les espaces intercostaux sont étroits, on qualifie les côtes de *peu écartées*.

Les diverses défectuosités de la région des côtes ont donné naissance à certaines expressions rendant l'impression de mauvaise conformation, quand on dit que *le cheval a besoin de prendre de la côte, qu'il a les cerceaux peu descendus*, ou que *ses côtes sont courtes*.

Par leur ensemble, les côtes contribuent à former la *cage thoracique* ou *thorax*. La cavité qui répond à cette cage osseuse est appelée *poitrine*, et c'est dans l'intérieur de celle-ci que sont logés le *cœur* et les *poumons*.

La *poitrine* est bornée en haut par le *garrot* et le *dos;* en avant par l'*encolure* et le *poitrail;* de chaque côté par l'*épaule*, le *bras*, l'*ars* et les *côtes;* en bas, par l'*inter-ars*, le *passage des sangles* et le *ventre;* enfin, en arrière, par le *ventre* et les *flancs*.

La base osseuse de la poitrine offre une grande protection contre les chocs extérieurs aux organes de la circulation et de la respiration.

Les beautés à rechercher pour la poitrine sont : la *hauteur*, la *largeur* et la *profondeur*. Ces trois dimensions indiquent une grande capacité respiratoire.

Pour juger de la *hauteur* d'une poitrine qui se mesure du sommet du garrot au passage des sangles, on doit examiner le cheval de profil. Quand cette hauteur est considérable, la poitrine est dite *bien descendue* (sous entendu : par rapport au sol); dans ce cas la partie inférieure de la poitrine descend plus bas que le sommet du coude.

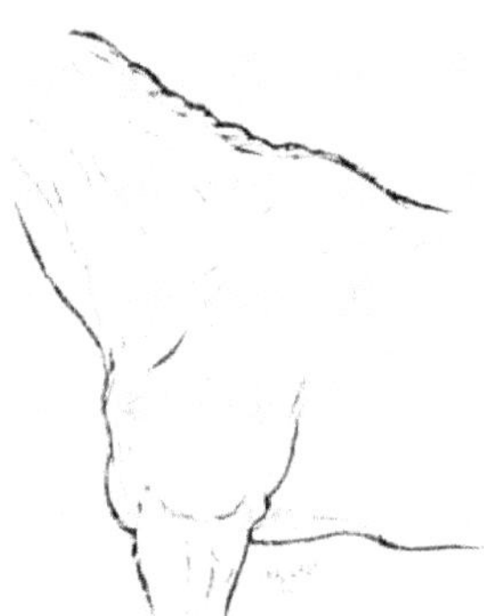

Poitrine bien descendue.

Fig. 40

La *largeur*, dont ont juge en examinant l'animal de face, du côté de la tête, se mesure d'un côté à l'autre, au niveau des côtes moyennes. Cette largeur est proportionnée à l'incurvation des arcs osseux.

Enfin, la *profondeur* de la poitrine est donnée par la distance qui existe entre la pointe de l'épaule et la partie moyenne de la dernière côte.

Une poitrine qui pèche par la hauteur fait qualifier le cheval d'*enlevé* ou *trop loin de terre;* on dit encore qu'*il n'a pas de poitrine, il lui passe trop d'air sous le ventre, il a les côtes courtes, ses cerceaux ne sont pas assez descendus.*

Peu large, la poitrine est dite *serrée, étroite.*

Enfin, le cheval *manque de dedans, n'a pas de dedans,* si les trois dimensions exigées d'une belle poitrine sont insuffisantes.

6° Ventre.

Le *ventre* est la région limitée de chaque côté par les *flancs* et les *côtes,* en arrière par le *fourreau* et *les bourses* (chez le mâle), par les *mamelles* (chez la jument), et en avant par le *passage des sangles* (fig. 4).

Il constitue la partie inférieure de la paroi abdominale et n'est exclusivement constitué que par des muscles.

Le ventre ne doit pas, pour qu'il soit beau, dépasser la forme extérieure de la poitrine et sa ligne doit insensiblement se confondre avec les côtes et les flancs. Son profil inférieur doit affecter une courbure gracieuse allant du passage des sangles au fourreau ou aux mamelles, suivant le sexe.

La mode de nourriture des sujets influe beaucoup sur le développement de leur ventre. Ainsi, on rencontre toujours sur les jeunes chevaux des ventres volumineux, car ces animaux mangent peu de grains mais, par contre, consomment beaucoup de foin. Les chevaux adultes qui sont presque exclusivement alimentés avec des foins grossiers, peu nutritifs, ne trouvant pas dans ces fourrages les matériaux nécessaires qui leur sont indispensables, sont obligés de manger une grande quantité de ces foins afin d'y trouver la proportion voulue de matière nutritive. Ils ont, de ce fait, une masse intestinale très développée et, par conséquent, un ventre volumineux.

On doit, en outre, exiger que le ventre ait, indépendamment d'un volume normal, une forme assez régulièrement cylindrique.

Lorsque le profit inférieur du ventre n'offre pas la

courbe gracieuse dont nous avons parlé, que cette ligne est oblique d'avant en arrière et de bas en haut; quand le ventre paraît retiré vers le flanc, il est dit *levretté* (fig. 41). Pour les mêmes raisons, on dit qu'*il passe beaucoup d'air sous le ventre du cheval*, que *l'animal manque de boyaux.*

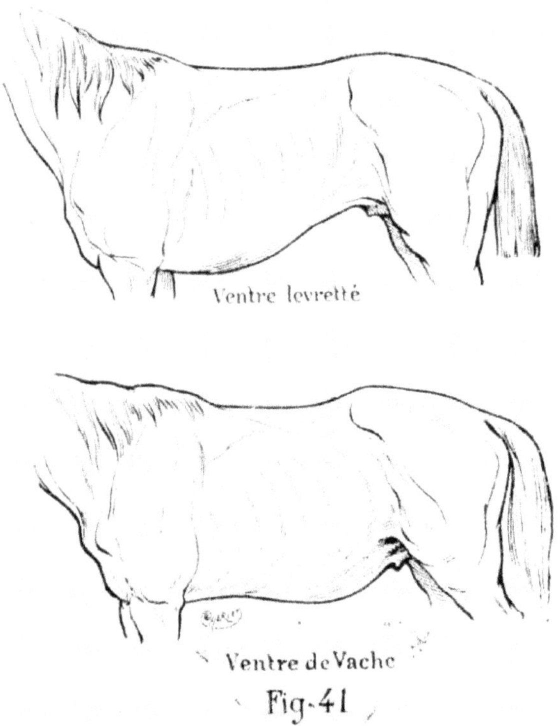

Ventre levretté

Ventre de Vache

Fig-41

Il y a lieu de faire des réserves lorsque l'on se trouve en présence d'un cheval qui a un ventre levretté, car c'est un animal qui ne se nourrit pas bien par suite d'une affection grave, chronique, de l'intestin, laquelle empêche l'assimilation des principes nutritifs renfermés dans les aliments.

Le ventre peut aussi, parfois, présenter un profil convexe de sa partie inférieure. Cette convexité, qui est souvent très accentuée, commence brusquement en arrière du sternum; elle fait dire que le ventre est *tombant*, *avalé*, et le cheval qui est porteur de cette défectuosité a un *ventre de vache* (fig. 41). On constate cette mauvaise conformation sur les chevaux communs, gros mangeurs, et sur les juments poulinières à l'époque de leur sevrage.

III. — DE L'ARRIÈRE-MAIN

1° Croupe.

La *croupe*, qui a pour base squelettique les deux *coxaux* intimement liés sur leur ligne médiane avec les vertèbres sacrées (fig. 2), est limitée : en avant par le *rein;* en arrière par la *queue;* de chaque côté par la *hanche*, la *cuisse* et la partie supérieure de la *fesse* (fig. 4).

On doit rechercher comme beautés de la croupe : la *longueur*, la *largeur* et une *bonne direction*.

Une bonne *longueur* de la croupe dénote une grande longueur des muscles qui s'y fixent et, par conséquent, des mouvements de contraction plus forts de la part de ces derniers.

La croupe *courte* est défectueuse pour la raison inverse.

La *largeur* de la croupe est, aussi, proportionnée à la largeur des muscles qui en constituent la base. Elle est donc un signe de force. Nous nous empresserons, toutefois, d'ajouter que l'exagération de la largeur qui, pour le cheval de gros trait est une beauté relative, devient une défectuosité pour le cheval de vitesse. En effet, la grande largeur de la croupe donnant une base de sustentation très élargie, le centre de gravité subit, pendant les allures vives, de très grands déplacements latéraux, d'où perte de temps et de force. La croupe qui offre une largeur exagérée, oblige le cheval qui la possède, à effectuer un balancement latéral du corps pendant les allures rapides, ce qui fait dire qu'*il se berce;* sa croupe est appelée *vacillante*.

L'*étroitesse* de la croupe est une défectuosité absolue; outre qu'elle indique un manque de puissance musculaire, elle accompagne une poitrine d'un petit développement et elle expose l'animal à *se couper*.

Pour le cheval de selle qui, seul, nous intéresse ici, il y aura donc lieu de rechercher une croupe de *largeur moyenne* qui répondra aux deux conditions que nous exigeons d'elle : la force et la vitesse.

Pour juger de la *direction* de la croupe, il ne faut pas observer la ligne courbe qui unit la partie postérieure du rein à la base de la queue. Cette dernière représente la *forme* de la croupe et non sa *direction*. Celle-ci est indiquée par une ligne imaginaire qui unirait l'angle de la hanche à la pointe de la fesse correspondante.

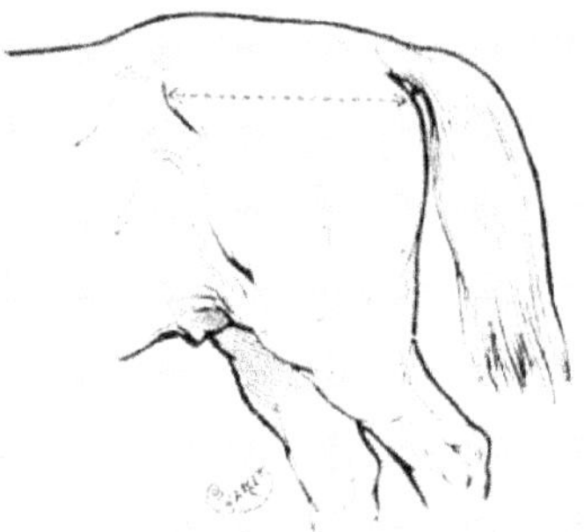

Ligne imaginaire servant à juger de la direction de la croupe.

Fig. 42

Si la ligne fictive qui unit l'angle de la hanche à la pointe de la fesse se rapproche de la direction de l'horizontale, la croupe est dite *horizontale*. Elle favorise la vitesse, car elle possède des muscles longs, et les membres postérieurs ont une situation favorable par rapport au centre de gravité. Elle correspond à un angle coxo-fémoral fermé pour une même direction du fémur.

Soit une direction de croupe horizontale A B (fig. 43, I) pour une direction de fémur F f'. Il est évident que l'angle A f' F que nous appellerons O, sera plus fermé avec une croupe horizontale et pour une même direction du fémur, que si la croupe est oblique.

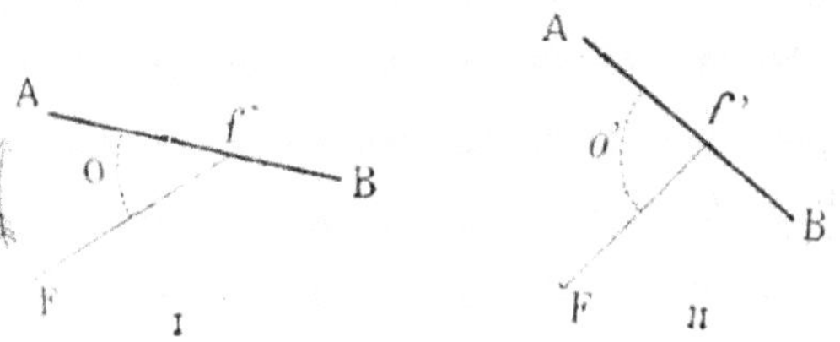

Fig. 43

Il est facile de voir (fig. 43, I et II) que l'angle O' est plus grand que l'angle O. Il s'ensuivra que, dans la progression en avant, l'angle O sera plus rapidement fermé que l'angle O'.

Mais, si la croupe horizontale favorise la vitesse, elle aide moins l'action des muscles qui, avec cette direction, ont une insertion très oblique sur les os.

La direction *oblique* de la croupe, défavorable pour le cheval de vitesse, est à rechercher pour le cheval de gros trait, car elle favorise l'action des muscles en raison de l'insertion plus perpendiculaire de ceux-ci.

En résumé, la croupe trop horizontale nuit à l'action musculaire au profit de la vitesse; la croupe trop oblique augmente la force au détriment de la rapidité des allures. Cette dernière direction offre, en outre, le grave inconvénient de fausser les aplombs et de trop fatiguer les jarrets.

L'exagération de l'obliquité de la croupe la fait qualifier de *croupe basse, avalée, coupée, en pupitre.*

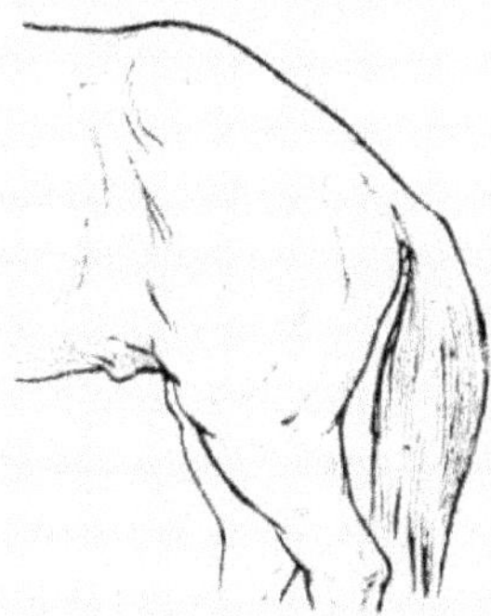

Croupe en pupitre.

Fig. 44

Pour nous, qui désirons un cheval de force et de vitesse, nous devrons rechercher une direction intermédiaire entre la croupe horizontale et la croupe oblique.

Quand on est en présence d'une croupe longue et large dont les lignes fictives qui unissent les angles des hanches aux pointes des fesses sont parallèles, et lorsque l'on examine cette croupe par derrière, on dit que le cheval, porteur de cette croupe, a un *beau carré de derrière.*

Si le parallélisme des lignes dont nous venons de parler n'existe plus, et si la largeur de la croupe va en diminuant progressivement des angles des hanches aux pointes des fesses, le cheval, toujours vu par derrière, est dit *pointu*, et sa croupe est qualifiée de *croupe en cul de mulet* ou *en amande.*

Lorsque la ligne supérieure qui unit le rein à la base de la queue, au lieu de décrire, vue de profil, une cour-

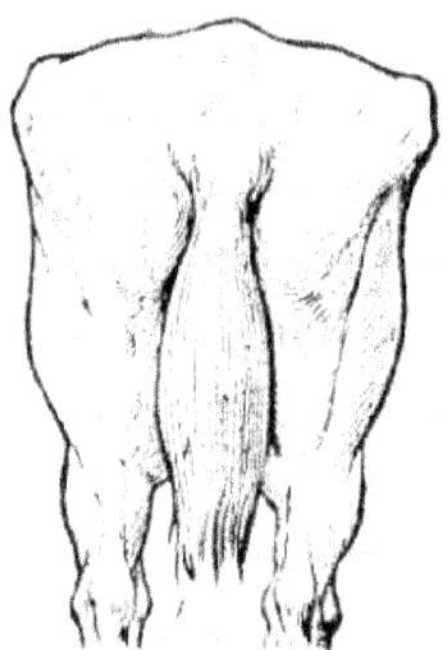

Croupe en cul de mulet.

Fig. 45

bure gracieuse ininterrompue dans toute sa longueur, présente une brusque dépression à la base de la queue, la croupe est dite *en cul de poule.*

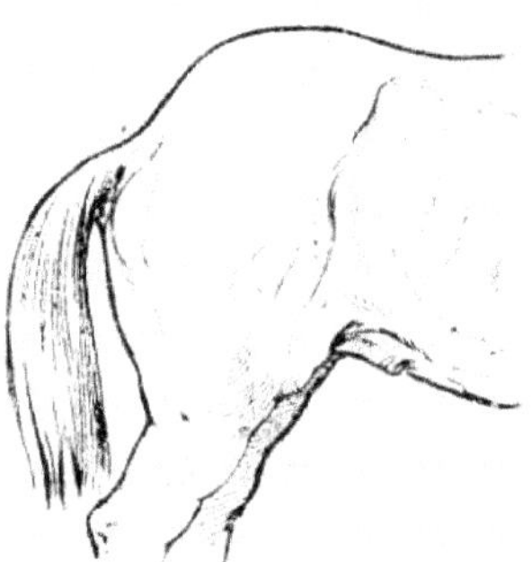

Croupe en cul-de-poule.

Fig. 46

Dans ce cas, la queue, nettement séparée des régions qui l'entourent, est qualifiée de *queue en lapin* ou *queue plantée comme dans une pomme.*

La croupe de *mulet* ou *tranchante* (fig. 47) est celle dont la région supérieure est divisée en deux parties par une épine sus-sacrée très saillante; de plus, chacune de ces parties offre une très forte inclinaison de part et d'autre de la ligne médiane.

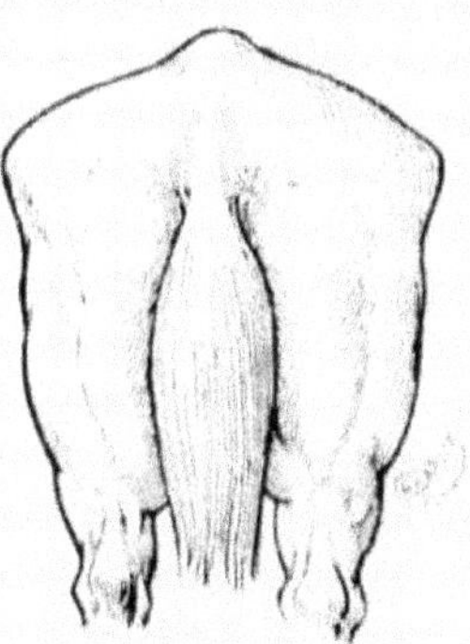

Croupe de mulet.

Fig. 47

La croupe est dite *anguleuse* (fig. 48), lorsque les apophyses épineuses des vertèbres sacrées sont très saillantes, les muscles restant suffisamment développés. Cette conformation, peu esthétique, n'enlève pas de la qualité à l'animal sur lequel on la rencontre.

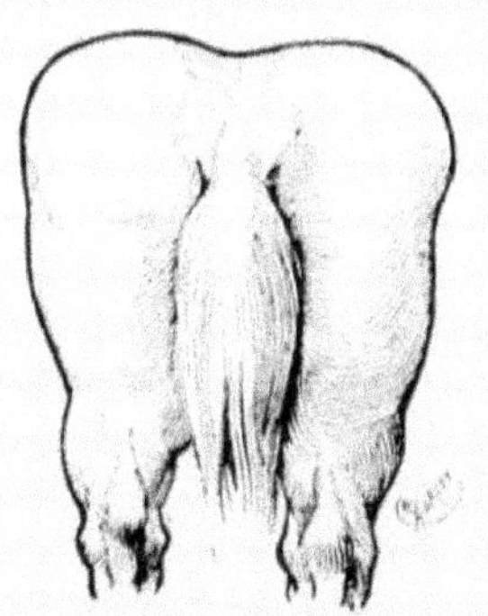

Croupe double.

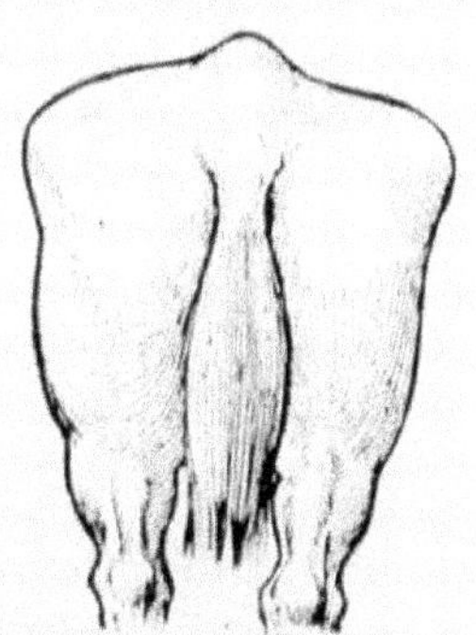

Croupe anguleuse.

Fig. 48

Enfin, on appelle *croupe double* (fig. 48), celle dont les muscles, ayant atteint un grand développement, sont séparés par un sillon assez prononcé au fond duquel se trouve l'épine sus-sacrée.

2° Hanche.

Les *hanches*, au nombre de deux, sont situées de

part et d'autre du corps de l'animal, au niveau de la partie antérieure et externe de la croupe.

Chacune de ces hanches est limitée : en avant, par le *creux du flanc* correspondant; en haut, par le *rein* et la *croupe;* en bas, par le *flanc* et la *cuisse;* en arrière, par la *croupe* avec laquelle elle se confond (fig. 1).

La base squelettique de la hanche est constituée par l'*angle externe de l'ilium* qui fait partie, ainsi que nous l'avons vu, du coxal (fig. 2).

La hanche, suivant qu'elle est plus ou moins saillante, prend plusieurs appellations. Elle est dite *bien sortie*, quand la saillie est légère; rendue très saillante par suite du faible développement des muscles qui l'entourent, elle fait appeler *cornu* le cheval qui présente cette défectuosité. Enfin, si la hanche, peu saillante, se confond avec les régions voisines, elle est dite *effacée, noyée, fondue;* on la remarque ainsi sur les chevaux très gras.

Parfois, à la suite d'une chute sur la hanche, l'ilium, qui en est la base, est fracturé et la région correspondante est plus effacée et située plus bas comparativement à la hanche opposée. Cette déformation, permanente, fait dire que la hanche est *coulée* et le cheval est appelée *éhanché;* on dit aussi qu'*il a reçu un coup de balai.*

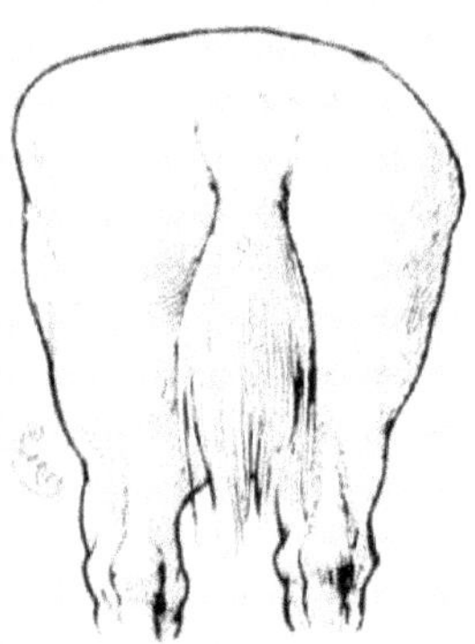

Cheval éhanché.

Fig. 49

Nous avons souvent vu cet accident de fracture de la hanche se produire lorsqu'on fait pénétrer un cheval dans une écurie, dont la porte est trop étroite; si l'animal ne passe pas exactement dans le milieu de l'ouverture, il est exposé à se contusionner l'une des hanches contre un des montants de la porte. Aussi, ne saurions-nous trop recommander, si l'écurie est munie d'une porte à deux battants, d'ouvrir grandement ces derniers avant d'y engager l'animal.

3° Membres postérieurs.

Dans les membres postérieurs on comprend :

La *cuisse* et la *fesse*, correspondant à la région du bras du membre antérieur;

Le *grasset*, équivalent du coude;

La *jambe*, analogue à l'avant-bras;

Le *jarret*, congénère du genou;

Le *canon*, le *fanon*, l'*ergot*, le *pâturon*, la *couronne* et le *pied*, en tous points semblables à ceux des membres antérieurs.

Cuisse et fesse.

Suivant l'exemple du professeur Barrier, nous ne ferons pas de distinction entre la *cuisse* et la *fesse*, en raison de leur rapport étroit. La fesse constitue, en effet, la partie postérieure de la cuisse, laquelle s'étend depuis le tronçon de la queue jusqu'à la corde du jarret.

Les limites de la *cuisse* sont les suivantes : en avant, le *flanc;* en haut, la *hanche* et la *croupe;* en bas, le *grasset* et la *jambe;* en dedans, le *fourreau* et les *bourses* sur le *cheval*, les *mamelles* sur les femelles (fig. 4).

La base squelettique de la cuisse est le *fémur* (fig. 2).

On reconnaît à la cuisse : une *face externe, une face interne, un bord antérieur* et un *bord postérieur*.

La *face externe* affecte une forme légèrement arrondie; elle se confond avec le fuyant du flanc et la face externe de la jambe qui lui est sous-jacente. Sur un animal en bon état d'entretien, elle possède des muscles fermes, développés, et elle offre un certain degré d'embonpoint qui lui donne un aspect arrondi. Il n'en est pas de même sur les chevaux très amaigris, sur lesquels la courbure n'existe pas et où l'on remarque, vers la partie postérieure de la face externe, un sillon très prononcé, à la limite de la cuisse et de la fesse, appelé *raie de misère*.

La *face interne* ou *plat de la cuisse*, recouverte d'une peau très fine, onctueuse, dépourvue de poils, est, elle aussi, légèrement convexe sur les chevaux possédant une bonne musculature. Nous devons signaler, sur cette face, la présence d'une veine d'un assez gros calibre, qui la parcourt, située immédiatement sous la peau, obliquement de bas en haut. Cette veine, appelée *veine saphène*, est exposée parfois à des sections, consécutives à des coups de pieds.

La forte musculature des faces externe et interne de la cuisse dénote une grande puissance impulsive.

A la partie inférieure du *bord antérieur* de la cuisse, on remarque le *pli du grasset*, sorte de repli de la peau unissant le fuyant du flanc à la rotule.

Le *bord postérieur* de la cuisse est appelé *fesse*. La partie supérieure de cette région offre un point saillant dénommé *pointe de la fesse* (fig. 4); à la partie inférieure de la fesse, on constate la présence d'une concavité qui prend le nom de *pli de la fesse* (fig. 4).

Pendant les allures, la cuisse décrit des mouvements de flexion et d'extension. Aux premiers de ces mouvements, le fémur subit un déplacement d'arrière en avant, et son extrémité inférieure décrit un arc de cercle autour de l'angle coxo-fémoral qui se ferme à ce moment. Durant les mouvements d'extension, un phénomène inverse se produit, l'angle coxo-fémoral s'ouvre très fortement; le fémur, qui était, auparavant, très obliquement situé d'arrière en avant (fig. 50A), prend une position verticale pour devenir, ensuite, oblique d'avant en arrière (fig. 50B). Cette oscillation en arrière du rayon osseux a lieu pendant toute la durée de l'appui du pied sur le sol.

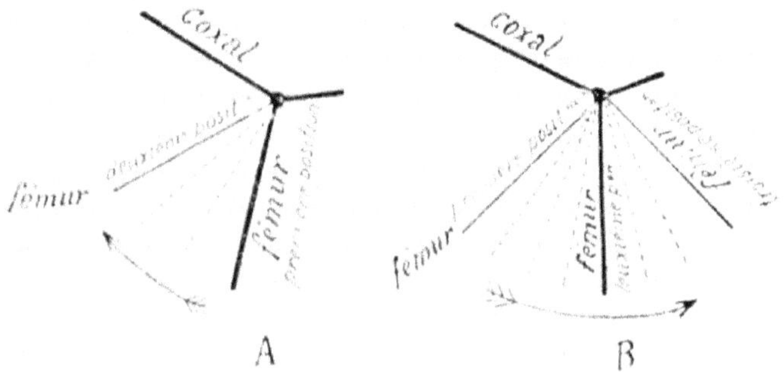

A Mouvement du fémur autour de l'articulation coxo-fémorale pendant les mouvements de flexion de la cuisse.

B Mouvements du fémur autour de l'articulation coxo-fémorale pendant les mouvements d'extension de la cuisse.

Fig. 50.

Il ne nous a pas paru inutile d'expliquer ces deux mouvements de flexion et d'extension décrits par la cuisse, car cela va nous permettre de comprendre pourquoi *l'on doit exiger d'une cuisse une direction intermédiaire entre la trop grande horizontalité et la trop grande verticalité.*

Si la cuisse est trop horizontale, c'est-à-dire si le fémur a une direction trop oblique, le chemin qu'il aura à parcourir pour passer de la première à la deuxième position (fig. 50A) sera très réduit; le membre postérieur, trop engagé sous le tronc, ne pourra avancer suffisamment loin pour entamer le terrain. On dit, dans ce cas, que l'animal *manque de chasse*, c'est-à-dire que l'impulsion fournie par les membres postérieurs est peu vigoureuse.

Si la cuisse est trop verticale, les jarrets sont trop reportés en arrière, ce qui est une cause de ruine prématurée pour ces articulations.

Une *belle* cuisse doit être *longue*, *large* et *épaisse*.

Sa *longueur* est représentée par la distance qui sépare l'angle coxo-fémoral du grasset. Elle est une des beautés de la cuisse parce que d'elle dépend l'amplitude des oscillations de la région: lorsque cette longueur existe, on dit que la *fesse est longue*, *bien descendue*.

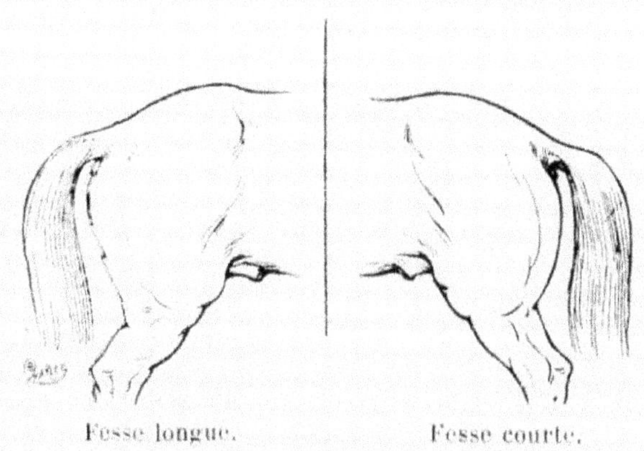

Fesse longue. Fesse courte.

Fig. 51

Dans le cas contraire, *la fesse est courte, coupée, ronde*.

La *largeur* et l'*épaisseur* de la cuisse dénotent un grand développement musculaire de la région.

La mesure de la *largeur* est donnée par une ligne

imaginaire, horizontale, qui partirait du bord antérieur de la cuisse et, passant au-dessous de l'articulation coxo-fémorale, viendrait finir au bord postérieur de la région.

L'*épaisseur* se mesure de la face externe à la face interne, le cheval étant vu par derrière.

Le défaut de largeur et d'épaisseur font dire la cuisse *maigre*, *plate* ou de *grenouille*.

Si la cuisse offre un grand développement musculaire, on dit que l'animal est *bien gigoté*, *bien culotté*, que *sa fesse est bien fournie*.

Grasset.

Ayant pour base l'articulation fémoro-tibio-rotulienne, le *grasset* est situé entre l'extrémité inférieure de la cuisse et la partie antéro-supérieure de la jambe (fig. 4).

La peau qui le recouvre est fine et souple; elle se prolonge en avant pour relier le grasset au fuyant du flanc et prend le nom de *pli du grasset*.

Les beautés du grasset sont : sa *netteté* et sa *bonne direction*. Celle-ci doit être oblique de dedans en dehors et de haut en bas; ainsi, le jeu du membre postérieur n'est pas gêné par la saillie du ventre, ce qui nuirait à la progression.

Jambe.

Située immédiatement au-dessous du *grasset*, de la *cuisse* et de la *fesse*, la jambe a pour limite inférieure le *jarret* (fig. 4).

Le *tibia* est la partie du squelette qui correspond à cette région (fig. 2).

Comme pour la cuisse qui lui est immédiatement supérieure, on distingue sur la jambe : une *face externe*, une *face interne*, un *bord antérieur* et un *bord postérieur*.

La *face externe*, à peu près plane, est confondue supérieurement avec les régions voisines.

La *face interne* est parcourue par une partie de la veine saphène.

Le *bord antérieur* correspond à la crête du tibia; le *bord postérieur* est appelé *corde du jarret*.

Les *mouvements* de la jambe sont de deux sortes : la *flexion* et l'*extension*.

Pendant le mouvement de flexion, l'angle fémoro-tibial se ferme : ce mouvement a pour but de faire abandonner le sol au pied. Aussitôt après, la cuisse effectue son mouvement d'extension, c'est-à-dire que le tibia fait décrire à son extrémité inférieure un arc de cercle d'arrière en avant.

Il y a donc plusieurs temps dans les mouvements des régions supérieures du membre postérieur :

Dans le premier temps, l'angle fémoro-tibial se ferme, ce qui permet au pied de quitter le sol;

Au deuxième temps, l'angle coxo-fémoral se ferme par suite de la projection en avant de la cuisse;

Le troisième temps préside au mouvement d'arrière en avant de la jambe : l'angle fémoro-tibial s'ouvre de plus en plus; grâce au déplacement du tibia, le pied, ainsi que toutes les parties du membre situées au-dessous de la jambe, sont projetés en avant, et ce n'est qu'après ce dernier mouvement que le pied reprend contact avec le sol.

De même que nous l'avons vu pour l'avant-bras, la jambe doit être examinée au point de vue de sa *longueur*, de sa *largeur*, de son *épaisseur* et de sa *direction*.

On entend par *longueur* de la jambe, la distance comprise entre le grasset et le pli du jarret. D'après le mécanisme de la progression en avant, que nous venons de voir, il est évident que le chemin parcouru par l'extrémité inférieure du tibia sera d'autant plus grand que la jambe sera plus longue. De même, la longueur de la région sera en rapport avec la longueur des muscles qui la composent.

Moins une jambe sera longue, moins les mouvements des régions inférieures des membres postérieurs auront d'amplitude. L'animal entamera moins de terrain à chaque pas, et, pour avancer rapidement, il devra répéter plus souvent les mouvements des jambes, ce qui sera pour lui une cause plus grande de fatigue.

La jambe *courte* est donc une défectuosité pour le cheval de vitesse; par contre, elle ne présente pas d'inconvénients pour l'animal de gros trait.

La distance séparant le bord antérieur du bord postérieur de la jambe, représente sa *largeur*, le cheval étant examiné de profil. On la mesure à l'extrémité supérieure et à l'extrémité inférieure de la jambe. Une grande largeur de la région supérieure implique une forte musculature; à la partie inférieure, elle révèle un grand écartement entre l'extrémité inférieure du tibia et la corde du jarret. On doit rechercher ce grand écartement qui est dû à une grande longueur de l'os du jarret appelé *calcanéum* (fig. 2). Celui-ci constitue un bras de levier; plus ce levier sera long et plus les insertions des tendons sur le calcanéum seront favorisées.

Il y a lieu, dans l'examen de la largeur de l'extrémité inférieure de la jambe, de tenir compte de l'inclinaison du tibia sur le canon, car il est souvent des cas où la grande largeur n'est pas due au grand écartement entre la corde du jarret et la partie inférieure du tibia, mais bien à une inclinaison plus ou moins marquée de cet os sur le métatarsien principal.

L'*épaisseur* de la jambe qui n'est autre que son diamètre transversal, se juge en examinant l'animal de face ou par derrière; étant un facteur de la puissance musculaire, elle constitue une beauté.

Quant à la *direction* de la jambe, elle doit être telle que le poids du corps de l'animal soit uniformément réparti sur le membre. Si la direction est trop oblique, les régions inférieures du membre sont trop éloignées du centre de gravité. Le peu d'obliquité fait que la colonne de soutien, dont le membre joue le rôle, est trop située sous le corps de l'animal (voir aplombs, page 123).

Il faut donc, pour que la jambe ait une bonne direction, que le tibia ait une obliquité moyenne, 65 à 70° environ sur l'horizon.

Jarret.

Le *jarret*, qui est au membre postérieur ce qu'est le *genou* au membre antérieur, est constitué par une articulation appelée *tarse*, laquelle est formée par un assemblage d'os superposés en deux assises : la rangée supérieure comprend deux os principaux, le *calcanéum* et l'*astragale* (fig. 52); la rangée inférieure est constituée par *quatre osselets, quelquefois cinq*, par suite de la non-soudure de deux d'entre eux.

Ces os sont réunis par des *ligaments* dont deux, très gros, situés sur les faces externe et interne du tarse, appelés *ligaments latéraux* (fig. 61 et 62), qui unissent les parties inférieures correspondantes du tibia aux têtes des métatarsiens rudimentaires externe et interne.

L'articulation du tarse est entourée en avant, sur les côtés, et en arrière, par de gros tendons qui la parcourent longitudinalement.

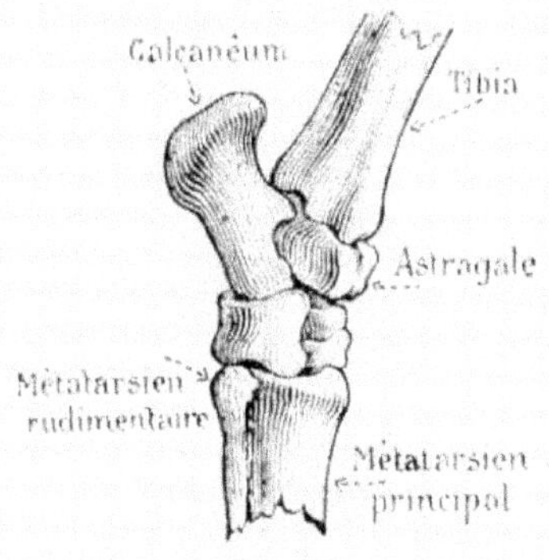

Tarse.

Fig. 52.

On reconnaît au jarret, qui est situé entre la jambe et le canon : une *face antérieure*, une *face postérieure*, une *face externe* et une *face interne*.

La *face antérieure* est appelée *pli du jarret* (fig. 4), car c'est en cet endroit que se produit la flexion de l'articulation.

Sur la *face postérieure* qui est anguleuse, on remarque à la partie supérieure, la *corde du jarret* et une saillie appelée *pointe du jarret* correspondant à l'extrémité supérieure du calcanéum (fig. 4).

Les *faces externe et interne* sont limitées, en avant par le pli du jarret; en arrière et en haut, par la corde et la pointe du jarret.

En avant de la corde du jarret et en arrière de l'extrémité inférieure du tibia, on remarque sur chacune des faces, une dépression plus ou moins profonde appelée *creux du jarret* (fig. 4).

La face interne présente, en outre, à sa partie inférieure, la *châtaigne* (fig. 4), production cornée analogue à celle dont il a été parlé au sujet de l'avant-bras.

Le jarret est susceptible de *mouvements* de *flexion* et d'*extension*. Il représente le centre d'impulsion du membre postérieur, car c'est grâce à la brusque ouverture de l'angle tibio-tarsien, lors de l'appui, que la masse du corps de l'animal est projetée en avant. Les muscles de la cuisse et de la jambe agissant par les tendons qui les terminent, et qui s'insèrent sur le tarse, provoquent la brusque détente du jarret.

Les *beautés* du jarret sont : la *netteté*, la *sécheresse*, la *largeur*, l'*épaisseur*, une *bonne ouverture* et une *bonne direction*.

Un jarret *net* est celui qui est exempt de déformations; son creux est très prononcé. On dit, dans ce cas, que le jarret est *bien évidé*.

Si les saillies osseuses, *normales*, sont très apparentes sous la peau fine et souple, on qualifie le jarret de *sec*. La sécheresse qui est l'apanage des chevaux énergiques, stigmatise la pureté de la race. Sur les chevaux de race commune, au tempérament mou et lymphatique, on ne rencontre pas de jarrets secs; les saillies osseuses sont dissimulées sous une peau épaisse. On dit, dans ce dernier cas, que les jarrets sont *empâtés*, *gras*, *pleins*.

La *largeur*, *aussi grande que possible* du jarret, est une beauté absolue, car celui-ci offre ainsi une assise solide au corps de l'animal.

Pour juger de cette largeur, il est nécessaire que le membre postérieur soit placé normalement sous le corps du sujet. Elle se mesure du pli à la pointe du jarret et doit être la même tant à la partie supérieure de la région qu'en son milieu et à sa partie inférieure.

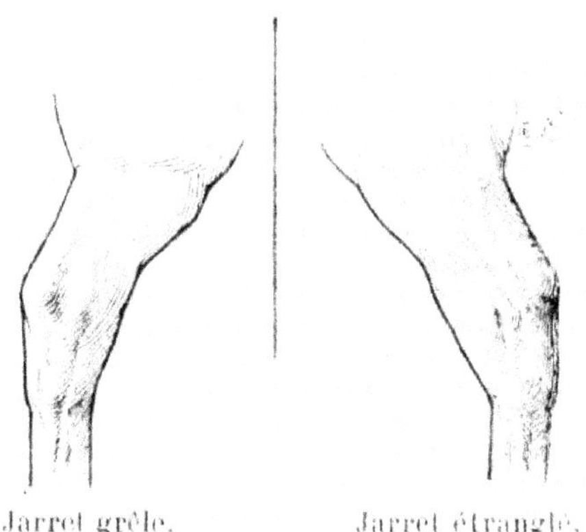

Jarret grêle. Jarret étranglé.

Fig. 53.

Le jarret est *grêle*, *étroit*, lorsqu'il manque de largeur dans toute son étendue (fig. 53). Il est dit *étranglé* (fig. 53), lorsque l'étroitesse est remarquée seulement dans la partie inférieure du jarret.

Ces conformations défectueuses prédisposent les jarrets à des tares précoces, et ceux-ci ne présentent pas les garanties de solidité suffisantes pour résister aux énormes pressions du poids du corps.

L'épaisseur du jarret, qui se mesure d'une face latérale à l'autre, le cheval étant vu par derrière, dénote aussi une grande surface des assises articulaires.

Le jarret doit, avons-nous dit, présenter une *bonne ouverture* au niveau de son pli.

Considérons l'articulation du jarret comme si elle n'était constituée que par l'union de l'extrémité inférieure de la jambe et de l'extrémité supérieure du canon, union qui constitue un angle. Nous aurons à rechercher une grande ouverture de cet angle; mais, pour une même ouverture de celui-ci, ses côtés sont susceptibles de présenter des obliquités différentes. La jambe peut, en effet, offrir une légère inclinaison, tandis que le canon affecte une grande obliquité, et inversement. Il y a donc lieu de considérer, en particulier, chacune de ces diverses directions.

Supposons une jambe ayant une direction très oblique et un canon vertical, le jarret est peu ouvert; le cheval ainsi conformé est *près de terre;* l'étendue de son pas est courte, mais cette disposition favorisera le déploiement de force.

Si, pour une même direction très oblique de la jambe, le canon offre une inclinaison de haut en bas et d'avant en arrière, le membre postérieur se trouve dans des conditions défavorables à un bon support du corps, et, en outre, le centre de gravité, étant ainsi très éloigné du membre, celui-ci ne peut fournir au corps qu'une faible impulsion. Le cheval, ainsi conformé, a ses membres fortement reportés en arrière et offre une attitude semblable à celle qu'il prend pour uriner; on dit qu'il est *campé du derrière* (voir aplombs, page 123).

Si la jambe, affectant toujours une direction très oblique, le canon offre une inclinaison de haut en bas et d'arrière en avant, le jarret est dit *coudé.* Dans ce cas, les pressions du poids du corps, au lieu d'être uniquement transmises sur les assises articulaires du tarse, se répartissent aussi sur les ligaments qui sont l'objet de tiraillements. Cette conformation défectueuse fatigue le jarret et le conduit à une ruine prématurée.

Lorsque la jambe est très peu inclinée et le canon

vertical, l'angle tibio-tarsien est, de ce fait, très ouvert. Le jarret est appelé *droit;* il favorise la vitesse, car la détente brusque de cette région est douée d'une grande amplitude. En outre, cette conformation, qui entraîne une grande longueur du membre, permet de larges foulées.

Le jarret mérite encore d'attirer l'attention au point de vue de sa *direction.* Nous aurons l'occasion d'en reparler dans le chapitre spécial des *aplombs* (voir page 123).

Le *canon,* le *boulet,* le *fanon,* l'*ergot,* le *pâturon,* la *couronne* et le *pied* du membre postérieur étant, en tous points, semblables à ceux du membre antérieur, il y a lieu de se reporter à l'étude de ces diverses régions (voir pages 52 et suivantes).

4° Queue.

La *queue,* qui a pour base squelettique les *vertèbres coccygiennes* (fig. 2), est située en arrière de la *croupe;* elle est limitée de chaque côté par les *pointes des fesses* et, inférieurement, par l'*anus* (fig. 4).

Formée d'un *tronçon* mobile, capable de mouvements d'élévation, d'abaissement et de latéralité, elle est garnie de crins à sa partie supérieure et de chaque côté.

La queue doit être *bien attachée, bien portée :* cette beauté, que l'on observe sur les chevaux distingués, énergiques, est caractérisée par une attache très haute de cet appendice et un port harmonieux pendant la marche. D'une façon générale, la queue est bien attachée, bien portée, sur les chevaux qui possèdent une croupe horizontale, tandis que l'inverse se voit sur les animaux dont la croupe est oblique.

On dit que la queue est *en lapin, plantée comme dans une pomme* (fig. 46), quand, sur une croupe *très avalée,* elle offre une direction se rapprochant de l'horizontalité. La chirurgie permet de pallier au port défectueux de la queue, à l'aide d'une intervention qui consiste à raccourcir d'abord le tronçon par amputation et à sectionner ensuite les muscles abaisseurs de la queue. Cette opération chirurgicale, appelée *anglaisage,* fait dire que le cheval a été *anglaisé* ou *courtaudé à l'anglaise.*

Un autre usage veut que l'on respecte la longueur du tronçon et que, seuls, les muscles abaisseurs soient sectionnés : on procède ainsi au *niquetage* et l'animal est dit *niqueté*.

Avec les variations de la mode, ces procédés sont, aujourd'hui, tombés en désuétude.

On dit qu'un cheval a une *queue de rat*, lorsque le tronçon est presque dénudé et que les rares crins qui existent sont courts (fig. 54).

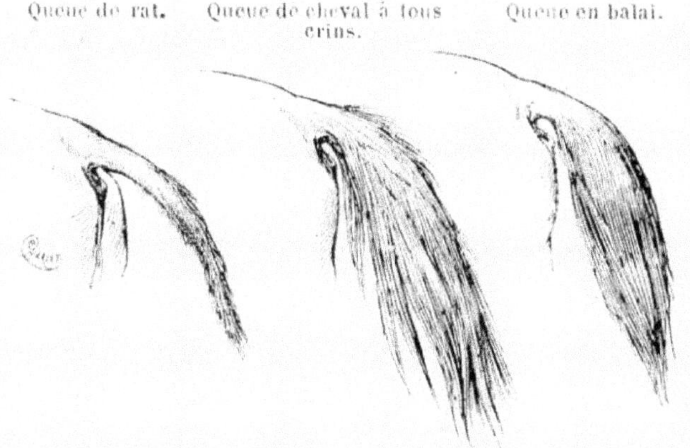

Fig. 54.

Lorsque la queue possède son tronçon entier, on l'exprime en disant que le cheval est *à tous crins* (fig. 54); l'amputation d'une partie du tronçon fait appeler le sujet *écourté*.

Ce dernier peut avoir une queue à crins longs, inégaux, dont l'extrémité libre affecte une forme pointue; dans ce cas, la queue est dite *en balai* (fig. 54).

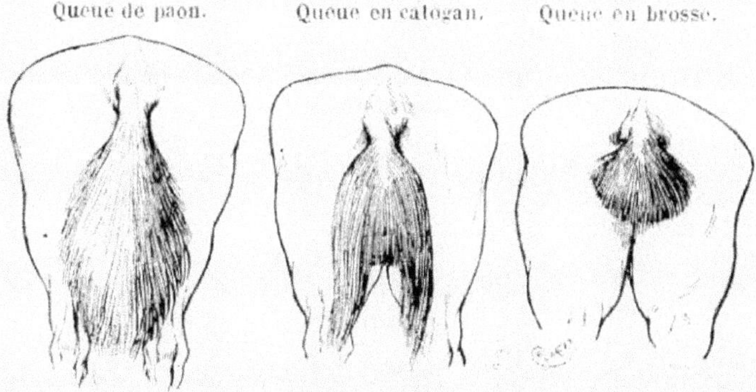

Fig 55.

La queue dont les crins s'épanouissent en éventail, à leur partie libre, est la queue *de paon* ou *en éventail* (fig. 55).

Quand le tronçon est très court, ainsi que les crins du milieu, tandis que les crins situés sur les côtés ont leur longueur normale, on est en présence de la queue *en catogan* (fig. 55).

Enfin, la queue est dite *en brosse* (fig. 55), lorsque ses crins sont taillés très courts, de telle manière qu'elle offre l'aspect de la brosse employée par les boulangers pour nettoyer le pain.

5° Anus.

L'orifice qui sert de terminaison au tube digestif est appelé *anus*. Il est limité : en haut, par la *queue*; latéralement par les *fesses*; inférieurement par le *périnée* (fig. 4). (On entend par *périnée*, la région comprise entre l'anus et les organes génitaux : son étendue est plus restreinte sur la femelle que sur le mâle; il est parcouru, en son milieu, par une ligne longitudinale ressemblant à une couture, appelée *raphé*.)

Le cheval vigoureux, énergique, possède un anus recouvert par une peau fine, arrondi, très saillant et parfaitement clos, que l'on qualifie de *bien marronné*. Si, par suite d'un épuisement par le travail ou par l'âge, l'anus est flasque et ballottant, il est dit *béant*. L'animal qui a son anus béant est impuissant à retenir les gaz et les matières fécales qui sont expulsés involontairement : le cheval est appelé *vidard*.

Certains chevaux de robe grise ont parfois l'anus orné de tumeurs, de volume variable, caractérisées par une couleur noirâtre, lesquelles s'ulcérant souvent, exhalent une odeur fétide : ces néoplasmes sont des *tumeurs mélaniques*.

6° Mamelles.

Spéciales à la jument, situées entre les cuisses et en arrière du ventre, les *mamelles* sont représentées par deux éminences arrondies, séparées par un sillon profond dirigé d'avant en arrière. Chacune d'elles possède en son centre un petit prolongement, le *mamelon*, qui, percé de deux petits trous, donne issue au lait.

Les mamelles sont très peu développées sur les juments qui n'ont jamais eu de produits; elles augmentent de volume vers la fin de la gestation.

7° Organes sexuels.

Mâle. — Les organes sexuels du mâle comprennent les *bourses* et le *fourreau*.

Les premières sont des diverticules de la peau destinés à loger les *testicules* situés, entre les cuisses, à droite et à gauche de la ligne médiane. La peau des bourses est onctueuse, luisante, noirâtre et dépourvue de poils.

Le *fourreau*, placé en avant des bourses, est un repli de la peau, affectant la forme d'une poche dont l'ouverture serait antérieure; il loge le *pénis*, quand celui-ci n'est pas à l'état d'érection.

Femelle. — L'organe sexuel de la femelle, appelé *vulve*, est situé au-dessous et à une faible distance de l'anus, duquel elle est séparée par le périnée. La vulve, de forme allongée, est fermée par deux lèvres verticales, à la commissure inférieure desquelles se trouve un organe érectile, le *clitoris*. Ce dernier devient apparent pendant l'émission urinaire.

CHAPITRE III

TARES DES MEMBRES

On appelle *tare*, sur un membre, une déformation anormale ayant son siège, en des points déterminés, sur les rayons osseux ou sur les articulations.

En raison de sa situation, la tare fait fréquemment boiter le cheval qui la présente, par suite de la douleur qu'elle provoque ou à cause de la gêne mécanique qu'elle oppose aux mouvements articulaires.

On distingue les *tares dures* et les *tares molles*.

Tares dures. — On entend par *tares dures*, des tumeurs osseuses de volume variable et de forme plus ou moins régulière.

Certains animaux tiennent de leurs ascendants (hérédité) une prédisposition à *faire de l'os*, sans qu'aucune cause apparente explique la genèse de ces tares dures.

Les tares osseuses peuvent aussi être dues à des contusions ou à des tiraillements de l'enveloppe fibreuse qui recouvre tous les os. Cette membrane, qui est très fine, très innervée, est appelée *périoste*. Elle est exposée à des tiraillements, à des traumatismes qui provoquent son inflammation, laquelle se traduit par un dépôt de matière osseuse au point tiraillé ou contusionné. Dès que le périoste est le siège d'inflammation, étant très innervé, il provoque une vive douleur déterminant une boiterie très forte. La claudication persiste tant que le périoste sécrète du tissu osseux, mais, dès que la tare dure a complètement évolué, la boiterie disparaît, à moins que la tumeur osseuse ne soit située en un point tel, qu'elle gêne un mouvement fonctionnel quelconque.

Les tares dures prennent différentes appellations suivant les diverses régions sur lesquelles on les rencontre.

Dénommées *osselets*, si elles sont sur le genou, elles prennent le nom de *suros* sur les canons, de *formes* si elles existent sur l'os du pâturon (*formes du pâturon*), sur l'os de la couronne (*formes coronaires*), sur les cartilages du pied (*formes cartilagineuses*).

Sur le jarret, les tares osseuses ont reçu les noms

de *courbe, jarde, éparvin*, suivant la situation qu'elles occupent.

Les *suros* peuvent être *simples*, lorsqu'ils sont isolés; *doubles, chevillés*, lorsqu'ils sont situés de part et d'autre et au même niveau de chacune des faces externe et interne du canon, de telle sorte qu'ils donnent l'impression d'une cheville, laquelle, traversant le canon, aurait été introduite par l'une des faces et sortirait par la face opposée. Les suros sont dits *en chapelet*, quand, assez nombreux, ils sont placés les uns à la suite des autres sur une même ligne longitudinale, à la façon des grains d'un chapelet.

Tares molles. — On a réservé l'expression de *tares molles* à des tumeurs fluctuantes qui ont leur siège au pourtour des articulations et sur le trajet des tendons.

Toutes les articulations sont tapissées à leur intérieur par une membrane close appelée *synoviale articulaire* qui sécrète un liquide huileux, la *synovie;* les tendons sont eux-mêmes recouverts aux points de frottements par une membrane qui prend le nom de *synoviale tendineuse* et renferme aussi de la *synovie.*

La *synovie* est un liquide huileux qui facilite le jeu des articulations et le glissement des tendons.

Par suite d'une suractivité fonctionnelle de la membrane synoviale, la synovie peut s'épancher en trop grande quantité dans la cavité articulaire ou sur la région tendineuse et remplir outre mesure la synoviale dont les parois sont distendues. N'étant pas, partout, également soutenue, la membrane fait hernie, en des points *fixes* qui offrent le moins de résistance aux pressions intérieures; elle apparaît, à l'extérieur, sous forme de tumeurs, de volume variable suivant la région qu'elles occupent.

Ces diverses tumeurs prennent différents noms en raison de leur siège : on les appelle *vessigons*, quand on les remarque autour du genou et du jarret; *molettes*, lorsqu'elles apparaissent sur les régions inférieures des membres.

Les *vessigons* sont divisés en *vessigons articulaires* et *vessigons tendineux*, suivant que la tumeur intéresse une région articulaire ou une région tendineuse.

Il en est de même pour la division des *molettes* en *articulaires* et *tendineuses*.

Enfin, il est une autre variété de tares molles que l'on remarque aux endroits où les tendons jouent sur une saillie osseuse : en ces points, il existe une petite membrane qui sécrète un liquide huileux ayant pour but de faciliter le jeu des tendons sur les aspérités osseuses.

Par suite de contusions ou de fatigue, cette membrane peut être le siège d'une inflammation qui provoque une accumulation de liquide dans son intérieur. Cette variété de tumeur molle est appelée *hygroma*.

Ces quelques données générales sur les tares dures et les tares molles étant connues, il reste à étudier, par régions, les diverses tares que l'on peut rencontrer sur les membres antérieurs et les membres postérieurs.

A. — Tares du coude.

Une seule tare molle : l'*hygroma du coude*, appelé encore *éponge* (fig. 56).

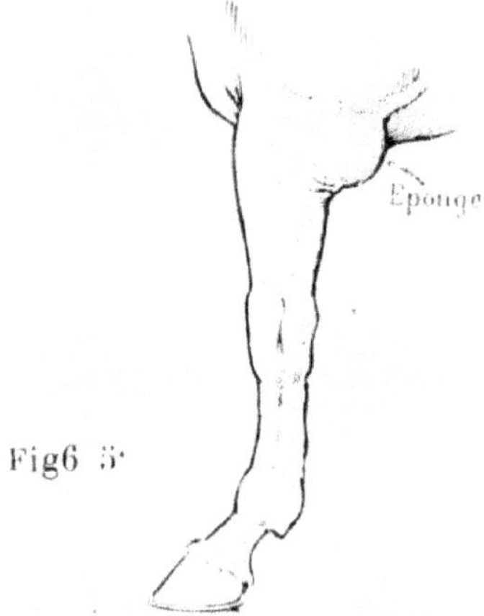

Fig 56

La formation de cette tare est provoquée par le contact prolongé de l'éponge du fer du cheval qui *se couche en vache*. Certains chevaux ont, en effet, la mauvaise habitude de se coucher comme les ruminants, en pliant et rassemblant les membres antérieurs sous leur corps, de telle sorte que les coudes reposent sur les éponges des fers des pieds correspondants.

B. — Tares du genou.

1. *Tares dures*. — Des tumeurs osseuses se développent parfois sur la face antérieure des os du carpe, ce

sont les *osselets*. Ils débutent, en général, sur la face antéro-supérieure du métacarpien principal et se développent ensuite sur les os du genou.

Les *osselets* doivent leur gravité à la boiterie le plus souvent persistante qu'ils occasionnent. Lorsqu'ils sont nombreux et très développés, le genou est dit *cerclé*.

II. *Tares molles*. — Le *vessigon articulaire* du genou se manifeste par des tumeurs fluctuantes, *arrondies*, visibles, l'une au-dessus du carpe et à sa face externe, l'autre en haut de la face antérieure du genou (fig. 57). Elles communiquent ensemble; on le constate en exerçant des pressions sur la tumeur latérale, lesquelles se transmettent intégralement sur l'antérieure. Enfin, deux ou trois petits culs-de-sac de la synoviale articulaire font hernie à la face antérieure du genou, vers son milieu.

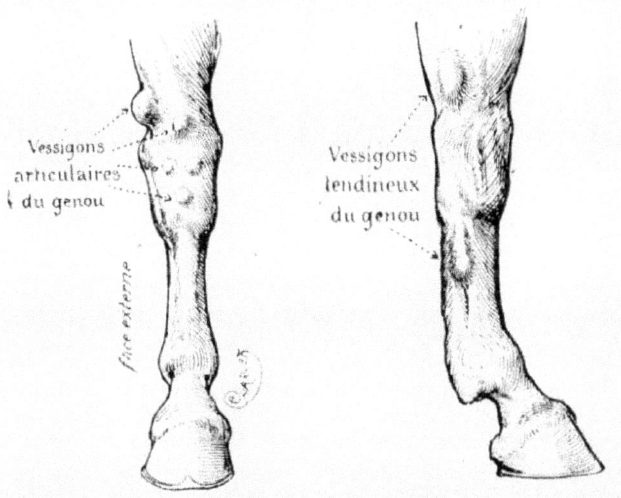

Vessigons du genou.

Fig. 57.

Le *vessigon tendineux*, encore appelé *vessigon carpien*, est caractérisé par trois tumeurs dont deux situées immédiatement en arrière du radius, une interne, une externe, de formes *ovoïdes*, et une troisième tumeur, *allongée*, irrégulièrement bosselée, qui se prolonge au-dessous du genou (fig. 57).

Ces trois culs-de-sacs communiquent entre eux.

C. — Tares du canon.

Cette région ne présente que des tares osseuses appelées *suros*. Ceux-ci se remarquent sur les faces du métacarpien principal; ils sont, en général, dus à des contusions et prennent, dans ce cas, le nom de *suros traumatiques*.

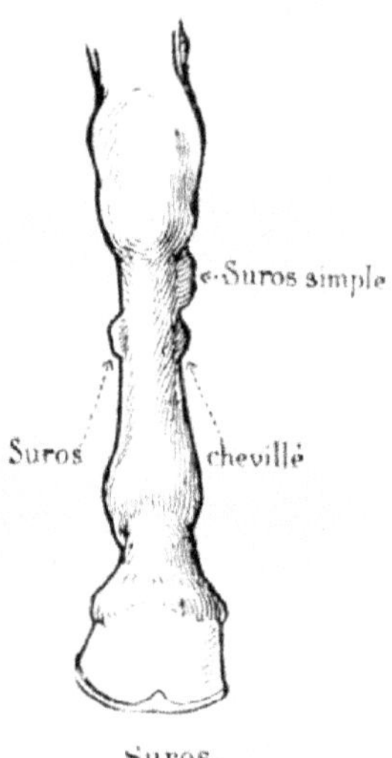

Suros.

Fig. 58.

Chacun des métacarpiens rudimentaires externe et interne est relié au métacarpien principal par un ligament, très étroit et très résistant, appelé *ligament interosseux*. Pendant les allures rapides, ce ligament peut être l'objet de tiraillements sous l'influence des pressions verticales, de haut en bas, qui s'exercent sur la tête des métacarpiens rudimentaires. Il s'ensuit une inflammation du périoste, et, le ligament, s'ossifiant au niveau du point froissé, il y a production d'un suros. Assez fréquemment, cette tumeur dure se développe et vient empiéter sur la face postérieure de l'os métacarpien principal, dans la gouttière formée par cet os et les péronés. Elle devient une cause de claudication, car elle gêne, dans ses mouvements, le ligament suspenseur du boulet, sur le trajet duquel elle se trouve. Il peut, toutefois, arriver que, par suite de frottements répétés, le ligament se creuse, après un temps plus ou moins long, un passage dans le suros et que la boiterie disparaisse.

Les suros sont bien plus fréquents sur les canons antérieurs que sur les postérieurs.

D. — Tares du boulet.

Des tumeurs molles peuvent être remarquées sur le boulet, à l'exception de tares dures.

Sur la face antérieure du boulet, on peut constater une augmentation de volume de la synoviale qui facilite le glissement du tendon extenseur antérieur des phalanges. Cette tare, caractérisée par sa *forme bilobée* (fig. 59), due à la compression exercée sur elle par le tendon, est appelée *hygroma du boulet* ou *molette antérieure du boulet*.

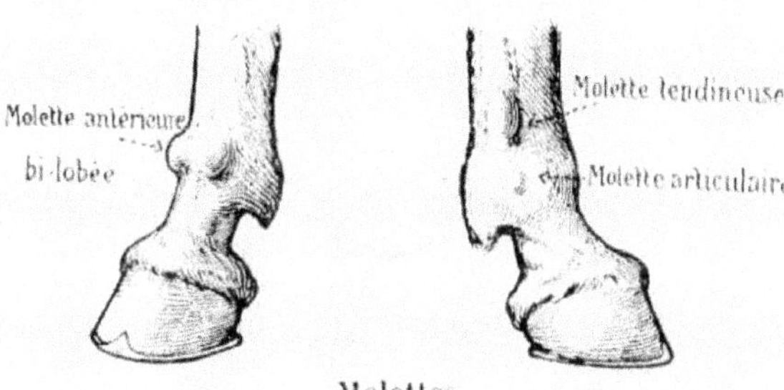

Molettes.

Fig. 59.

La synoviale articulaire peut aussi présenter des dilatations qui prennent le nom de *molettes articulaires* : elles apparaissent, avec une *forme arrondie*, sur les faces externe et interne du boulet, entre l'extrémité inférieure de l'os du canon et le ligament suspenseur du boulet (fig. 59).

Les *molettes tendineuses*, plus volumineuses, au nombre de deux, situées sur chacune des faces latérales du boulet, ont une *forme ovoïde*, sont situées plus en arrière que les molettes articulaires et remontent plus haut que ces dernières (fig. 59).

E. — Tares du paturon.

Exclusivement constituées par des tares osseuses, appelées *formes du pâturon*, elles siègent sur la face antérieure de la première phalange (fig. 60).

F. — Tares de la couronne.

Les végétations osseuses qui naissent sur la deuxième phalange ou os de la couronne, font, parfois, saillie sous la peau au niveau de la face antérieure de la couronne : elles prennent le nom de *formes coronaires* (fig. 60).

Enfin, les cartilages complémentaires du pied peuvent aussi être le siège d'ossifications partielles ou totales qui se manifestent à l'extérieur par une déformation des régions latérales de la couronne : ce sont les *formes cartilagineuses* (fig. 60).

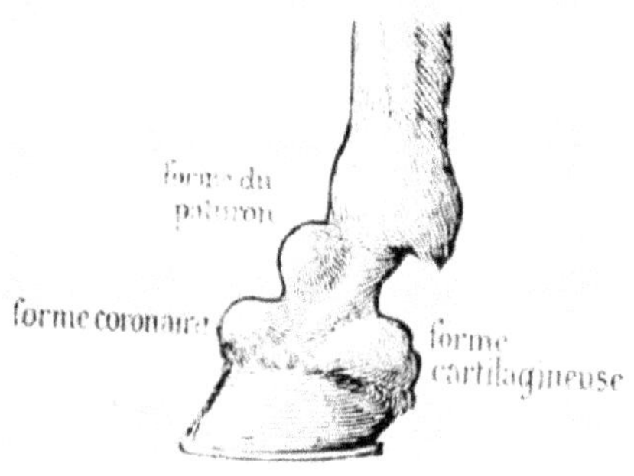

Formes.

Fig. 60.

G. — Tares du jarret.

I. *Tares dures.* — Les tares osseuses du jarret ont reçu les noms de *courbe*, *jarde* et *éparvin*.

Nous avons dit, à propos de l'étude du tarse, que les os qui constituaient l'articulation du jarret, étaient réunis entre eux et consolidés, sur les faces externe et interne, par de gros ligaments, appelés *ligaments latéraux*. Ceux-ci s'insèrent, supérieurement, de chaque côté du tibia, à l'extrémité inférieure de cet os, et, inférieurement, ils prennent leur attache sur chacune des têtes des métatarsiens rudimentaires correspondants (fig. 61 et 62).

Lorsque les points d'implantation de ces ligaments sont tiraillés, ces distensions se propagent au périoste et provoquent son inflammation; cette irritation se transmet de proche en proche, et les surfaces recouvertes par ces ligaments ne tardent pas à être envahies par des végétations osseuses provoquées par cette périostite.

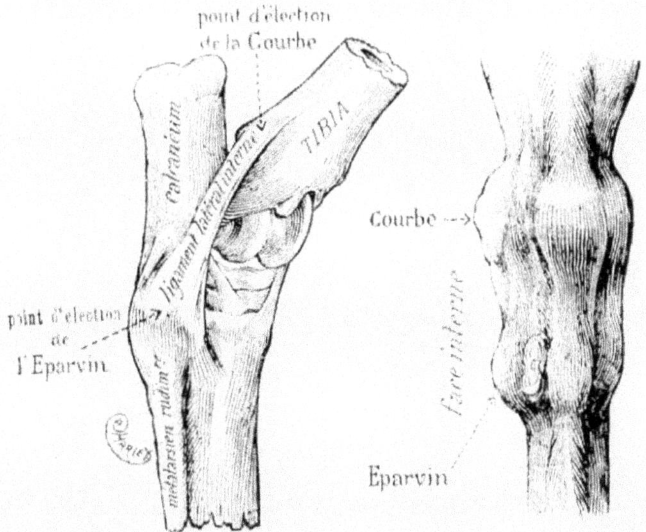

Squelette du tarse, face interne. Jarret vu par sa face postérieure.

Fig. 61.

La *courbe* est une tumeur osseuse qui se trouve à la face supérieure et interne du jarret, au niveau du point d'insertion supérieur du ligament latéral interne (fig. 61).

L'*éparvin* est la production osseuse, anormale, qui se manifeste à la base et à la face interne du jarret, au niveau de la tête du métatarsien rudimentaire interne, au point où s'implante l'extrémité inférieure du ligament latéral interne (fig. 61).

Lorsque la tête, seule, du péroné interne est intéressée par la matière osseuse anormale, la tare est dénommée *éparvin métatarsien.*

Lorsque la tumeur osseuse prend un grand développement et envahit toutes les régions voisines, on se trouve en présence de l'*éparvin tarso-métatarsien*, encore appelé *éparvin calleux.*

Il ne faut pas confondre l'éparvin, dont nous venons de parler, avec l'*éparvin sec* ou *harper* qui est caractérisé par une flexion spasmodique outrée du jarret pendant la marche.

On appelle *jarde*, une tumeur osseuse qui apparaît à la base et à la face externe du jarret, au niveau de la tête du métatarsien rudimentaire externe sur lequel vient s'insérer l'extrémité inférieure du ligament latéral externe (fig. 62).

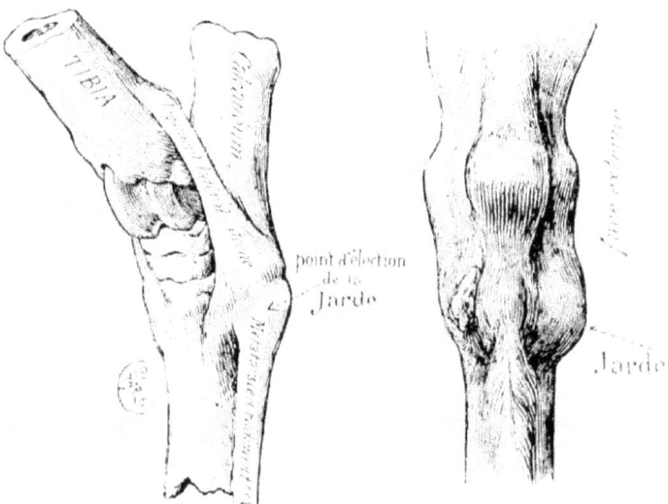

Squelette du tarse, face externe. Jarret vu par sa face postérieure.

Fig. 62.

La réunion de ces diverses tares sur un même jarret, le fait qualifier de *cerclé*.

Ces tumeurs osseuses offrent des degrés de gravité différents que l'on résume dans ce vieil adage : « *La courbe pardonne toujours; la jarde quelquefois; l'éparvin jamais.* »

Elles sont très apparentes, lorsque l'on examine le jarret de trois quarts ou par derrière.

II. *Tares molles.* — Sous l'influence de frottements répétés, de contusions, le tissu sous-cutané de la pointe du jarret peut être le siège d'une inflammation et donner naissance à une tumeur molle qui n'est autre que l'*hygroma de la pointe du jarret*, plus communément appelé *capelet* (fig. 63).

La synoviale articulaire peut faire hernie en des points déterminés et former trois culs-de-sacs qui sont les *vessigons articulaires du jarret* (fig. 63). Ces trois tumeurs sont ainsi distribuées : une dans le pli du jarret et un peu du côté interne de ce pli, les deux autres de *forme arrondie*, sont situées en arrière de l'extrémité inférieure du tibia.

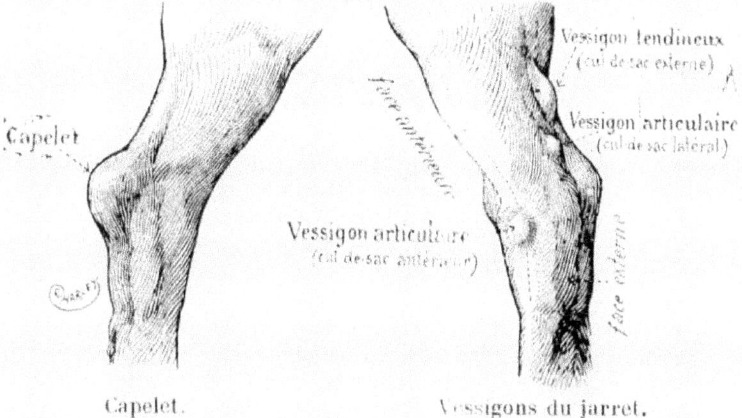

Capelet. Vessigons du jarret.

Fig. 63.

Le *vessigon tendineux du jarret*, dû à la dilatation anormale de la synoviale tendineuse qui facilite le glissement des tendons du jarret, est décelé par la présence d'une tumeur *ovoïde, bilobée*, située dans le creux du jarret (fig. 63).

CHAPITRE IV

DE L'AGE DU CHEVAL

L'étude de l'âge des équidés est une question complexe exigeant une longue pratique. Les signes auxquels on peut reconnaître l'âge du cheval sont fournis par l'évolution des dents et les transformations successives qui s'opèrent dans leur forme par l'effet de l'usure.

Les dents du cheval sont divisées en dents *incisives*, *crochets* et *molaires*. Les premières, les plus antérieures, destinées à inciser les aliments, sont celles qui donnent les indications les plus certaines pour la détermination de l'âge. Au nombre de six sur chaque mâchoire, elles décrivent, dans leur ensemble, une courbe à convexité antérieure appelée *arcade dentaire*. La surface de frottement de l'ensemble des dents incisives est appelée *table dentaire;* les diverses modifications de la table dentaire inférieure permettent d'apprécier l'âge.

Les dents incisives reçoivent les noms particuliers de *pinces*, *mitoyennes* et *coins*.

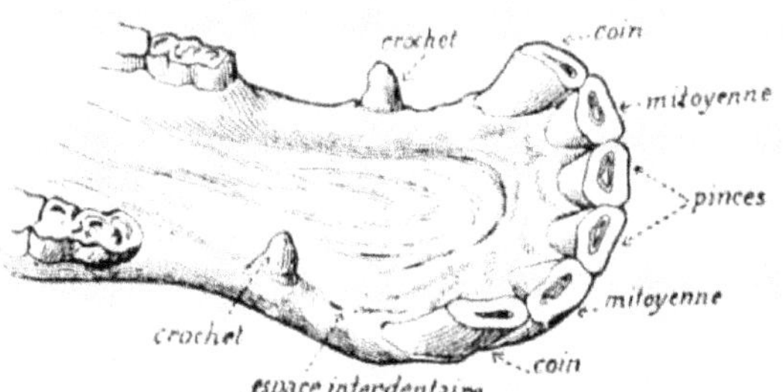

Dents incisives et crochets du cheval.

Fig. 64.

Les *pinces* (au nombre de deux) sont situées de part et d'autre de la ligne médiane de l'arcade dentaire; les *mitoyennes* (au nombre de deux) sont implantées de part et d'autre des pinces; les *coins* (au nombre de deux) placés en dehors des mitoyennes, forment les extrémités de l'arcade dentaire (fig. 64).

Les *crochets*, séparés des incisives par un espace plus ou moins grand appelé *espace interdentaire*, qui répond aux os maxillaires, sont, sur le mâle, au nombre de quatre, deux pour chaque mâchoire, ou un sur chaque côté de mâchoire (fig. 64).

Les crochets sont très peu développés ou absents, dans la majorité des cas, sur les mâchoires des juments. Quand ils existent, la jument est appelée *bréhaigne*. Les dents qui apparaissent peu de temps après la naissance de l'animal ne sont pas permanentes et sont appelées pour cette raison, *dents de lait* ou *caduques*. Elles tombent à l'âge adulte pour faire place à une nouvelle dentition appelée *dentition de remplacement;* ces dents d'adultes sont persistantes.

Les *incisives de lait* sont caractérisées par une longueur moindre que celles des dents adultes correspondantes et sont d'une couleur blanc mat; elles offrent un rétrécissement nettement accusé au niveau de leur point d'implantation dans la gencive.

Les *incisives adultes* sont plus longues, moins blanches, et ne présentent pas de rétrécissement au niveau de leur enchâssement dans la gencive.

Les dents incisives nous intéressant, seules, pour la détermination de l'âge, une description sommaire de leur anatomie est nécessaire pour la bonne compréhension des diverses modifications que subit la table dentaire à mesure que les animaux avancent en âge.

La dent incisive, qui affecte une forme légèrement incurvée suivant le sens de sa longueur, présente deux parties bien distinctes : une partie libre ou *couronne* et une partie enchâssée dans la mâchoire appelée *racine* (fig. 65 A). La couronne et la racine sont séparées, sur la dent de lait, par un rétrécissement bien marqué, appelé *collet*.

L'anfractuosité de la mâchoire dans laquelle est logée la dent se nomme l'*alvéole*.

L'extrémité libre de la dent est occupée par une cavité dite *cavité dentaire extérieure*, limitée par deux bords inégaux, l'un antérieur, l'autre postérieur, le premier étant plus élevé que le deuxième; le bord antérieur est, en outre, plus tranchant et, en raison de ce qu'il est le plus saillant, c'est lui qui fait d'abord son apparition au moment de la sortie de la dent de l'alvéole.

La cavité dentaire extérieure est limitée par le *cornet dentaire externe* (fig. 65 A).

La racine de la dent est parcourue, de bas en haut, par une cavité dans laquelle s'engagent les vaisseaux et les nerfs de la dent constituant la *pulpe dentaire* (fig. 65 A).

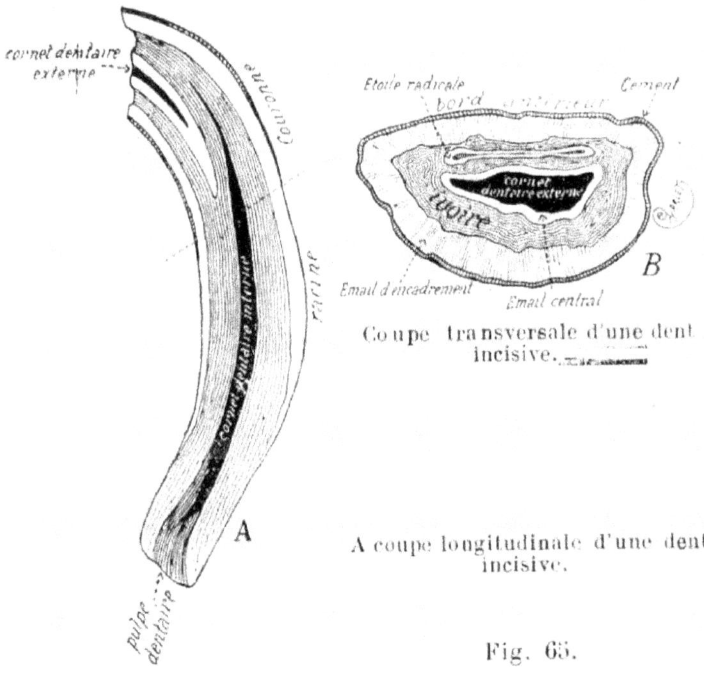

B Coupe transversale d'une dent incisive.

A coupe longitudinale d'une dent incisive.

Fig. 65.

L'*ivoire* est la substance fondamentale de la dent; l'*émail* revêt l'ivoire et joue à son égard le rôle de matière protectrice. Cet émail ne tapisse pas la cavité dentaire intérieure, mais il contribue à tapisser les parois du cornet dentaire. Enfin, l'émail est lui-même revêtu d'une couche superficielle osseuse, très peu épaisse, appelée *cément*. Cette dernière substance enveloppe toute la dent, se replie dans le cornet dentaire au fond duquel elle constitue des couches plus ou moins épaisses. Très peu résistant, le cément ne tarde pas à disparaître par suite des frottements des aliments, mais il persiste au fond du cornet dentaire dans la profondeur duquel il est soustrait à ces causes de destruction. Il apparaît en cet endroit sous forme de tâche blanchâtre.

La cavité dentaire intérieure n'est pas persistante : elle est comblée, au fur et à mesure que l'animal vieillit, *progressivement de haut en bas*, par de nouvelles formations d'ivoire. En raison de l'usure de la dent, celles-ci apparaissent sous la forme d'une bande jaunâtre, sur la table dentaire, en avant de la cavité dentaire extérieure. Cette bande jaunâtre est appelée *étoile radicale* (fig. 65 B).

Sous l'influence de l'usure, le bord antérieur du cornet dentaire, le plus saillant, est le premier entamé par le frottement jusqu'au moment où il est au niveau du bord postérieur. Ces deux bords sont ensuite simultanément intéressés et la profondeur du cornet dentaire est d'autant diminuée; de plus, en raison de la direction oblique de haut en bas et d'arrière en avant du cul de sac, la coupe du cornet semble s'éloigner de plus en plus du bord antérieur.

La couche d'émail présente sur la table dentaire deux zones bien distinctes : une zone qui tapisse la cavité dentaire extérieure, appelée *émail central*, et une zone qui revêt la périphérie de la dent et qui prend le nom d'*émail d'encadrement* (fig. 65 B).

L'usure de la dent progressant, la cavité dentaire extérieure finit par disparaître, et il ne reste plus que le cément du fond du cul de sac entouré par l'émail central. Cet îlot de cément qui d'abord était ovale, s'arrondit de plus en plus et se rapproche progressivement, par suite de l'usure, du bord postérieur de la dent.

On dit que la dent est *rasée*, lorsque la cavité dentaire extérieure a disparu. A ce moment, on voit apparaître, entre le bord antérieur de la dent et l'émail central, une bande de couleur jaunâtre qui n'est autre que l'*étoile radicale*. Cette étoile qui, lors de son apparition, affecte une forme allongée, diminue d'abord dans ses dimensions transversales au fur et à mesure que les animaux vieillissent; elle présente ensuite la forme triangulaire, puis s'arrondit; sa situation se modifie, car elle se rapproche de plus en plus du centre de la dent.

La dent est dite *nivelée* lorsque l'émail central a disparu ainsi que le cément qu'il entourait.

Ces diverses connaissances théoriques que nous venons d'exposer rapidement, permettent de *lire*, sur la table dentaire, l'âge du cheval.

La *direction* des incisives fournit aussi de précieuses indications pour la détermination de l'âge. Il y a lieu de tenir compte de la direction des incisives par rapport au plan de rencontre des mâchoires et par rapport au plan médian.

Sur les mâchoires des jeunes chevaux, vues de profil, on constate que les incisives supérieures offrent, en opposition avec les incisives inférieures, l'aspect d'un demi-cercle. A mesure que les animaux vieillissent, cet arc devient d'abord une ogive, pour prendre ensuite une forme anguleuse.

Examinées par rapport au plan médian, les incisives offrent une direction telle, qu'elles convergent toutes, sur les jeunes sujets, vers la gencive. Avec les progrès de l'âge, les racines s'écartent progressivement les unes des autres, les dents deviennent d'abord parallèles, divergentes ensuite.

L'étude de l'âge du cheval comprend trois périodes distinctes :

1° La sortie et le rasement des dents incisives de lait;

2° La sortie et le rasement des dents incisives d'adulte;

3° Les différentes transformations que subit la table dentaire composée de dents incisives d'adulte.

Les poulains naissent ordinairement au printemps; *aux herbes*, dit-on communément, et l'on est convenu de considérer cette saison comme le début de l'année. Lorsqu'il naît, le poulain ne présente aucune incisive au niveau des gencives.

Les pinces de lait apparaissent du *sixième au huitième jour*.

Les mitoyennes de lait sortent de leur alvéole du *trentième au quarantième jour;* à ce moment, le bord antérieur des pinces de lait commence à être usé.

Les coins de lait ne sont apparents que du *sixième au dixième mois*.

La mâchoire du poulain de *trois mois* offre quatre dents; légère usure du bord postérieur des pinces de lait.

A *quatre mois*, usure des bords antérieurs des mitoyennes de lait.

A *cinq mois*, les coins de lait n'ont pas encore percé la gencive, mais ils laissent deviner leur éruption très prochaine.

A *six mois*, le bord postérieur des mitoyennes est très usé, et le bord antérieur des coins de lait perce à peine la gencive.

De *huit à dix mois*, les coins de lait sortent de l'alvéole.

A l'âge d'*un an*, l'éruption des coins de lait est à peu près terminée, quoique ceux de la mâchoire inférieure ne soient pas encore arrivés en contact avec ceux de la mâchoire supérieure. Le bord antérieur des pinces est très nettement usé.

A *seize mois*, le rasement des pinces de lait commence, les coins de lait sont au contact, et leur bord antérieur présente de l'usure.

A *vingt mois*, début des rasements des mitoyennes de lait, et grande usure du bord antérieur des coins de lait.

A *deux ans*, les pinces et les mitoyennes de lait sont complètement rasées, et les pinces se déchaussent au niveau de leur implantation dans la gencive.

Dès cette époque, depuis l'âge de deux ans et demi jusqu'à cinq ans, les dents de lait vont s'ébranler d'abord, tomber ensuite, pour faire place aux dents adultes.

A *deux ans et demi*, chute des pinces de lait et apparition des bords antérieurs des pinces d'adulte.

A *trois ans*, les quatre pinces adultes ont achevé leur éruption et sont au niveau des mitoyennes et des coins de lait.

A *quatre ans*, usure des bords des pinces d'adulte; éruption des mitoyennes de remplacement. Les mâchoires possèdent huit dents de remplacement.

A *cinq ans*, les coins de lait sont tombés et remplacés par les coins d'adulte. Rasement des pinces; leur émail central qui entoure le cornet dentaire s'éloigne du bord antérieur de la table dentaire. L'arcade dentaire a une forme semi-circulaire, et l'on dit que la *bouche est faite*. Le profil des mâchoires offre une courbure régulière en demi-cercle.

A *six ans*, on constate le rasement complet des pinces; les mitoyennes commencent à être rasées; enfin, les coins sont en contact sur toute l'étendue de leur surface de frottement.

A *sept ans*, les pinces et les mitoyennes sont complètement rasées, et le bord postérieur des coins est usé. La table du coin supérieur, plus longue, présente une échancrure dans laquelle est logée l'extrémité supérieure du coin inférieur. De ce fait, une partie du coin supérieur déborde le coin inférieur en arrière; cette partie débordante est appelée *queue d'aronde*.

A *huit ans*, toutes les incisives sont rasées, les pinces tendent à s'arrondir, les mitoyennes et les coins prennent la forme ovalaire; l'étoile radicale apparaît sous la forme d'une ligne transversale jaunâtre, et elle est plus apparente sur les pinces que sur les autres incisives de la mâchoire.

A *neuf ans*, les pinces ont la forme arrondie, l'étoile radicale diminue de longueur transversale et se trouve située presque sur le milieu de la dent; les mitoyennes s'arrondissent légèrement, et les coins ont encore la forme ovale. La queue d'aronde disparaît.

A *dix ans*, on voit les pinces de plus en plus rondes, les mitoyennes sont arrondies et les coins commencent à le devenir. L'étoile radicale est très apparente sur toutes les dents.

A *onze ans*, toutes les incisives sont arrondies. L'étoile radicale, de moins en moins étendue, est située au milieu de la dent.

A *douze ans*, les pinces et les mitoyennes sont nivelées et les coins commencent à l'être. L'étoile radicale n'est plus représentée que par une petite tâche jaunâtre allongée.

A *treize ans*, toutes les incisives sont nivelées; les coins supérieurs présentent à nouveau la queue d'aronde.

A *quatorze ans*, les pinces deviennent triangulaires. La courbe formée par le profil des mâchoires devient anguleuse.

A *quinze ans*, les pinces sont nettement triangulaires; les mitoyennes commencent à présenter cette dernière forme. L'étoile radicale n'est plus qu'une petite tâche jaune arrondie.

A *seize ans*, les pinces et les mitoyennes sont triangulaires; les coins commencent à le devenir.

A *dix-sept ans*, toutes les incisives sont triangulaires.

A partir de cet âge, il est très difficile de pouvoir déterminer l'âge d'une manière précise. Le cheval dont on ne peut plus lire les caractères de l'âge sur la table dentaire est dit *hors d'âge*.

Lorsque la cavité dentaire extérieure persiste sur la table, à l'époque où elle aurait dû disparaître, le cheval est appelé *bégu*. Cette anomalie, qui est la *béguité*, tient à ce que la couche de cément située au fond de la cavité dentaire extérieure est bien moins épaisse qu'à l'ordinaire; le cornet dentaire est, de ce fait, plus profond et met plus de temps à disparaître par l'usure.

La *fausse-béguité* est définie par la persistance du cul-de-sac du cornet dentaire au moment où, normalement, il ne devrait plus exister; elle est due à une longueur anormale du cornet dentaire. On dit *faux-bégu*, le cheval qui offre cette particularité.

CHAPITRE V

DES ROBES

On entend par *robe*, en extérieur, l'ensemble des poils et des crins qui revètent la surface de la tête, du corps et des membres de l'animal. Les robes servent, grâce aux diverses nuances qu'elles présentent, à différencier les chevaux entre eux.

On divise les robes en *simples* et *composées*. Elles sont dites *simples*, quand les poils et les crins n'offrent qu'une seule couleur; *composées*, lorsque les poils et les crins ont deux couleurs.

I. — Robes simples.

Il existe quatre subdivisions de robes simples suivant l'*unique* couleur qu'offrent les poils et les crins :

1° Le **blanc** qui, selon ses diverses nuances, présente plusieurs variétés :

Le *blanc mat*, dont la couleur est terne;
Le *blanc sale*, qui a une teinte jaunâtre;
Le *blanc argenté*, qui présente les reflets du même métal;
Le *blanc porcelaine*, dont la teinte est très légèrement bleutée;
Le *blanc rosé*, ayant une couleur se rapprochant de celle de la peau humaine.

2° Le **noir**, dont les variétés sont les suivantes :

Le *noir franc*, qui est de couleur uniforme, sans reflet;
Le *noir mal teint*, dont l'aspect est terne; sa teinte est dégradée au niveau des coudes, des flancs, des grassets et des fesses;
Le *noir jais*, ou *jayet*, aux reflets brillants, semblables à ceux que présentent les bijoux en jais.

3° L'**alezan**, constitué par des poils de couleur fauve, roussâtres est subdivisé en :

Alezan café au lait, dont la nuance ressemble à celle obtenue par un mélange de café et de lait;

Alezan clair, rappelant la couleur de la robe des bêtes fauves;

Alezan ordinaire, dont la couleur est semblable à celle de la cannelle;

Alezan foncé, offrant une teinte plus sombre que la précédente;

Alezan doré, qui est un alezan présentant les reflets de l'or poli;

Alezan cuivré, aux reflets du cuivre;

Alezan brûlé, dont la couleur rappelle celle du café torréfié.

II. — Robes composées.

Parmi ces robes, on distingue :

A. — Les robes composées de deux couleurs séparées, l'une dans les poils, l'autre, toujours noire, dans les crins.

Elles sont au nombre de trois, savoir :

1° La robe **bai,** correspondant à l'alezan, mais s'en différenciant par la couleur des crins de la crinière, de la queue et des extrémités des membres qui est noire.

Cette robe offre les variétés suivantes :

Le bai clair;

Le bai foncé;

Le bai ordinaire, qui a une teinte se rapprochant de la couleur rouge foncé;

Le bai cerise, dont la couleur est semblable à celle de la cerise;

Le bai châtain possède une teinte analogue à celle de la châtaigne;

Le bai marron, qui a une couleur identique à celle du marron;

Le bai brun, offre une coloration presque semblable à la robe noire : il ne s'en différencie que grâce aux tons rougeâtres qu'il permet de constater aux naseaux, aux ars, aux coudes, aux flancs et aux fesses.

2° La robe **isabelle,** caractérisée par la couleur jaunâtre des poils du corps, tandis que les crins de la crinière, de la queue et des extrémités des membres sont noirs.

Le nom d'isabelle a été donné à cette robe en raison de sa couleur jaunâtre qui rappelait la couleur de la chemise de l'archiduchesse Isabelle d'Autriche; (on sait en effet que celle-ci fit le vœu de ne pas changer de chemise pendant le siège d'Ostende avant la prise de la ville. Cette prise eut lieu après plus de trois ans et le nom de la princesse est resté à la couleur que sa chemise avait prise dans cet intervalle).

La robe isabelle est dite *claire*, *ordinaire* ou *foncée*, suivant les différentes nuances qu'elle présente.

3° La robe **souris,** dans laquelle les poils du corps ont une coloration gris cendré, semblable à celle de la souris, et les crins de la crinière, de la queue et des extrémités des membres sont noirs.

On les distingue en *claire* ou *foncée* suivant l'intensité de la teinte.

B. — Les robes composées de deux couleurs mélangées, soit dans le même poil, soit sur le fond de la robe et les crins.

Elles comprennent :

1° Le **louvet,** qui, comme son nom l'indique, rappelle le pelage du loup. Cette robe, que l'on rencontre rarement, est formée de deux couleurs, le noir et le jaune, réunies sur le même poil. Le jaune est à la base de celui-ci et le noir à son extrémité.

2° Le **gris** est un mélange de poils noirs et de poils blancs. Il est dit :

Foncé, quand les poils noirs dominent;

Pommelé, quand la disposition des poils noirs sur la robe fait paraître sur celle-ci des tâches plus foncées que le fond de la robe;

Clair, quand les poils noirs sont assez rares;

Sale, si la teinte générale est jaunâtre;

De fer, quand sa couleur rappelle la nuance bleuâtre du fer fraîchement brisé.

3° L'**aubère**, communément dit *pêchard*, est caractérisé par un mélange de poils couleur fauve avec des poils blancs. Cette robe n'est autre que la robe alezan envahie par des poils blancs. Suivant l'abondance des poils de couleur fauve dans la robe, l'aubère est qualifié de *clair*, *ordinaire*, *foncé*.

C. — Les robes composées de trois couleurs, dont deux sont mélangées sur le corps.

Cette catégorie ne comprend que le **rouan** qui présente un mélange de poils de couleur fauve et de couleur blanche sur le corps, tandis que les crins de la crinière, de la queue et des extrémités des membres sont noirs.

La robe rouan n'est autre que la robe bai envahie par des poils blancs. Suivant que l'une ou l'autre couleur des poils domine, le rouan est dit *clair, ordinaire, vineux, foncé.*

D. — Les robes composées de deux robes juxtaposées.

On classe dans cette catégorie les diverses robes déjà citées, auxquelles est assemblée la robe blanche.

Cette juxtaposition fait donner à la robe des animaux qui la présentent l'appellation de **pie** par analogie avec la couleur du plumage de l'oiseau.

Si, sur ces robes conjuguées, la robe blanche domine, on fait précéder le nom de la robe, autre que la blanche, du mot « pie »; par exemple : pie-noir, pie-aubère, pie-alezan, etc. Inversement, si la robe blanche empiète moins sur le corps de l'animal que la robe qui lui est annexée, on a la robe noir-pie, aubère-pie, alezan-pie, etc.

Classification des robes.

CATÉGORIES.	DIVISIONS.	SUBDIVISIONS.	VARIÉTÉS.
Robes simples.	Une seule couleur..	Blanc...	Mat, sale, argenté, porcelaine, rosé.
		Noir....	Franc, mal teint, jais.
		Alezan..	Caféaulait, clair, ordinaire, foncé, doré, cuivré, brûlé.
Robes composées.	Deux couleurs séparées...	Bai......	Clair, foncé, ordinaire, cerise, châtain, marron, brun.
		Isabelle .	Clair, ordinaire, foncé.
		Souris...	Clair, foncé.
	Deux couleurs mélangées..	Louvet..	»
		Gris.....	Foncé, pommelé, clair, sale, de fer.
		Aubère..	Clair, ordinaire, foncé.
	Trois couleurs mélangées..	Rouan ..	Clair, ordinaire, vineux, foncé.
	Deux robes	Pie......	Pie { Noir, alezan, bai, isabelle, souris, louvet, aubère.
			Noir, alezan, bai, isabelle, souris, louvet, aubère .... } Pie

Particularités des robes.

On entend par particularité des robes, des signes divers que l'on remarque sur celles-ci, très variables par leur situation, leur étendue et leur forme. Ces marques spéciales qui permettent de distinguer des sujets présentant la même robe, sont dues soit à la présence de poils blancs, noirs ou alezans différents de ceux de la robe, soit à la décoloration de la robe ou de la peau.

Particularités dues aux poils blancs. — L'abondance plus ou moins grande de poils blancs sur les diverses parties du corps donne lieu aux particularités suivantes :

Le *zain* caractérise le cheval dont la robe n'offre aucun poil blanc.

Le *rubican*, est une particularité due à des poils blancs isolés, disséminés sur une robe noire, alezan, bai, souris, isabelle, et dont l'abondance n'est pas suffisante pour modifier la teinte générale de la robe.

Le *grisonné*, dû à la présence de poils ou de crins blancs mélangés sur une robe noire.

Le *neigé*, caractérisé par des taches blanches qui, sur le fond de la robe de couleur, ressemble à des flocons de neige déposés sur le corps de l'animal.

L'*aubérisé*, qui n'est autre que la robe dont les poils alezans mélangés à des poils blancs constituent sur la tête ou le corps de l'animal des taches ayant l'aspect de la robe aubère.

Le *bordé*, doit son nom au mélange de poils blancs et de couleur constituant une sorte de bordure autour d'une marque blanche.

La *tache accidentelle*, due à un ensemble de poils blancs ayant remplacé des poils de la couleur de la robe à la suite de la chute de ces derniers, consécutive à une blessure accidentelle.

Particularités dues aux poils noirs. — Ces marques spéciales sont :

Le *moucheté*, très commun sur les chevaux de robe blanche ou grise. Il est caractérisé par la présence de petites agglomérations de poils noirs formant, sur le fond de la robe, de petites taches noires semblables à des mouches qui seraient déposées sur le corps de l'animal.

L'*herminé*, dû à des agglomérations de poils noirs, plus grandes que les précédentes, sur une robe blanche ou grise. Il offre, à l'œil, l'aspect des taches noires d'un manteau d'hermine.

Les *tigrures*, sont des taches dues à des poils noirs, disposées d'une manière analogue à celles que l'on remarque sur le pelage du tigre ou de la panthère.

Les *tisonnures*, caractérisées par des amas de poils noirs formant des plaques noires, irrégulières, rappelant une marque semblable à celle que l'on produirait en passant un tison éteint, charbonneux, sur une robe de fond clair.

Les *charbonnures* sont des tisonnures plus diffuses.

Particularités dues aux poils alezans. — Ce groupe comprend :

Les *truitures*, ainsi appelées à cause des taches que font les petites agglomérations de poils de couleur fauve sur une roble blanche ou grise, lesquelles taches ressemblent à celles que l'on rencontre sur le corps de la truite.

Le *vineux*, caractérisé par un mélange de poils alezans avec des poils d'une robe blanche ou grise.

Particularité due à la décoloration de la robe. — Cette marque spéciale, due à une décoloration partielle et locale des poils d'une robe, est qualifiée de *lavé*. Cette expression définit bien la particularité, car les poils, décolorés, donnent l'impression qu'ils ont été soumis à l'action d'un décolorant qui en aurait atténué la teinte.

Particularité due à la décoloration de la peau. — La peau n'a plus, par endroits, sa coloration normale; elle offre une teinte rosée et est, en outre, ordinairement glabre. Cette peau dépigmentée prend le nom de *ladre*. Quelquefois, la peau n'est dépigmentée que par places : elle offre alors l'aspect du marbre; on est en présence du *ladre marbré*.

Particularités localisées à la tête. — La présence de poils blancs sur la tête donne lieu à des marques blanches sur le front ou sur le chanfrein. Les particularités sur le front sont appelées : *quelques poils en tête, légèrement en tête, en tête, fortement en tête*, suivant leur étendue. Suivant sa forme, on dit l'en-tête : *irrégulier, pelote en-tête, étoile en-tête, en-tête en croissant, en-tête en cœur, en-tête en pointe*. Sa situation fait dire : *en-tête en haut, en-tête en bas, en-tête à gauche, en-tête à droite*.

Enfin, la composition de l'en-tête lui fait donner les qualifications suivantes :

Mélangé, lorsque les poils blancs qui le constituent sont mélangés aux poils qui constituent le fond de la robe;

Bordé, quand il offre une bordure formée par un mélange de poils blancs et de poils de la robe;

Truité, lorsqu'il est parsemé de truitures;

Moucheté, quand des taches dues à de petites agglomérations de poils noirs sont répandues sur l'en-tête;

Herminé, si les taches noires sont plus étendues.

Considérée sur le chanfrein, la marque blanche est appelée *liste*. De même que la particularité située sur le front, la liste prend diverses dénominations.

On dit *petite liste, liste, large liste*, suivant son étendue.

On remplace le mot « liste » par l'expression *demi belle-face*, lorsque la marque blanche empiète largement sur l'une des faces latérales du chanfrein; on dit *belle-face*, lorsque la particularité s'étend sur les deux faces du chanfrein.

La liste peut être *complète, incomplète, interrompue*. Elle est dite *en pointe, terminée par du ladre*, suivant la manière dont elle est terminée à sa partie inférieure.

Suivant la direction qu'elle présente, la liste peut être *déviée à droite, déviée à gauche.*

Enfin, la variété de sa composition la fait appeler *mélangée, mouchetée, bordée, herminée, truitée.*

Outre les diverses particularités que nous venons de définir, il en est encore d'autres qui méritent d'être signalées.

On dit qu'un cheval *boit dans son blanc*, quand l'extrémité inférieure de sa tête présente une tache de ladre qui occupe tout le pourtour de la bouche : bout du nez, lèvres, commissures et houppe du menton.

Lorsque l'envahissement par le ladre n'intéresse qu'une partie de ces régions, le cheval *boit incomplètement dans son blanc.*

L'animal dont la tête est recouverte de poils noirs ou de couleur plus foncée que le reste des poils de la robe, est dit *cap de maure;* il est *cavecé de maure*, lorsque la partie inférieure de la tête seule, à partir du chanfrein, possède des poils noirs ou de couleur plus foncée que le reste des poils de sa robe.

On appelle *œil vairon*, l'œil dont l'iris, au lieu d'être brun, offre une coloration gris cendré.

Particularités localisées au corps. — Dans cette catégorie, il y a lieu de citer : la *raie de mulet*, qui est caractérisée par une bande de couleur plus foncée que celle de la robe, parcourant la région vertébrale du garrot à la base de la queue.

La *bande cruciale*, représentée par une bande semblable, comme coloration, à la précédente, allant d'une épaule à l'autre, en passant sur le garrot.

Le *ventre de biche*, qui se signale par une teinte plus claire de la face inférieure du ventre, dont les poils, lavés, donnent à celui-ci l'aspect du ventre de la biche.

Particularités siégeant sur les membres. — Ces particularités dues à la présence de marques blanches sur la partie inférieure des membres prennent le nom de *balzanes*.

D'après l'étendue qu'elles offrent, les balzanes sont dites :

Balzane interrompue, lorsqu'elle n'entoure pas complètement le membre;

Trace de balzane, si elle n'occupe pas toute la région de la couronne;

Principe de balzane, quand elle siège sur toute la couronne, sans la déborder;

Petite balzane, lorsqu'elle est limitée au pâturon;

Balzane, quand elle intéresse tout le boulet;

Grande balzane, si elle s'étend sur le canon;

Balzane chaussée, quand elle couvre toute l'extrémité inférieure du membre jusqu'au genou ou au jarret;

Balzane haut-chaussée, lorsque le genou ou le jarret sont débordés par la balzane, c'est-à-dire quand celle-ci empiète sur l'avant-bras ou sur la jambe.

De même que pour les en-têtes et les listes, nous pouvons nous trouver en présence de balzanes *régulières, irrégulières, bordées, en pointe, dentelées*, suivant la disposition de leurs bords supérieurs ou la forme qu'elles présentent. On dit la balzane *mélangée, truitée, mouchetée, herminée*, suivant sa composition.

Des signalements.

Pour distinguer les chevaux entre eux, on a recours à leurs signalements qui sont l'énumération écrite, méthodique et brève des caractères extérieurs de leurs robes.

Les signalements sont établis, dans l'armée, dans l'ordre *invariable* suivant :

Numéro matricule, nom, sexe (entier, hongre ou jument), âge, taille, robe et sa variété, particularités de la robe, provenance, prix d'achat, arme.

Pour l'énumération des particularités de la robe, on commence par celles qui ont leur siège sur la tête; on relate ensuite celles des membres; on termine enfin en signalant les marques particulières du corps de l'animal.

Exemples :

1° N° m[le] 730. — *Eole-IV*, hongre, 9 ans, 1[m],54, bai brun, rubican, en-tête bordé, prolongé par une fine liste terminée par du ladre entre et dans les naseaux, balzane postérieure gauche. Aurillac. 1.200 francs. Légère (*hussards* ou *chasseurs*).

2° N° m[le] 918. — *Serpolette*, jument, 13 ans, 1[m],61, alezan cuivré, large liste terminée par du ladre entre et dans le naseau droit, quatre balzanes chaussées, irrégulières et bordées. Mâcon. 1.400 francs. Ligne (*dragons*).

3° N° m[le] 1317. — *Hastings*, hongre, 8 ans, 1[m],64, bai châtain, pelote en-tête prolongée par une liste mélangée, déviée à droite et interrompue, principe de balzane antérieur droit herminé, aubérisé sur le flanc gauche. Caen. 2.300 francs. Réserve (*cuirassiers*).

CHAPITRE VI

DES APLOMBS

La direction des membres du cheval, par rapport au sol, prend le nom d'*aplombs*.

Pour que les aplombs soient dits *réguliers*, il est nécessaire que les membres aient une bonne direction et se déplacent dans un plan parallèle au plan médian, afin que le poids du corps soit bien réparti sur les colonnes de soutien représentées par les membres.

Les aplombs sont *irréguliers*, lorsque la direction des membres s'éloigne de la verticale et quand ces derniers ne se déplacent pas dans un plan parallèle au plan médian. Les aplombs irréguliers prédisposent les membres à une usure prématurée et vicient les allures.

Pour juger de la régularité des aplombs, le cheval étant au repos et *bien placé*, on se sert, comme points de repère, de lignes perpendiculaires, imaginaires, qui, partant de points déterminés, descendent verticalement sur le sol. L'examen des aplombs doit porter sur les membres antérieurs et sur les membres postérieurs.

1° *Aplombs des membres antérieurs.* — On juge de

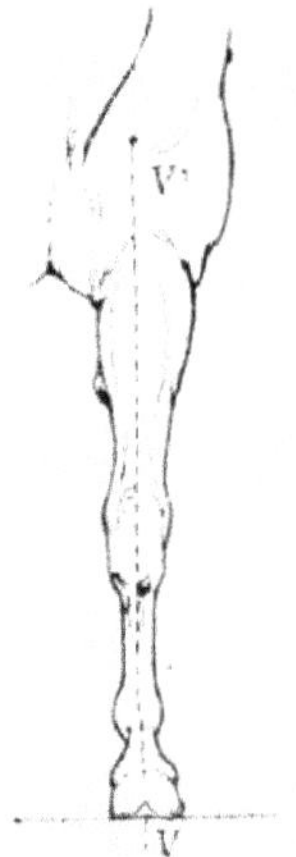

Aplomb antérieur normal (vu de face).

Fig. 66.

ces aplombs en examinant le membre antérieur *de face* et *de profil*.

Vus de face, les aplombs sont réguliers si la ligne imaginaire V'V (fig. 66), qui part de la pointe de l'épaule et tombe verticalement sur le sol, partage longitudinalement le membre antérieur en deux parties égales.

Si le membre est, dans son ensemble, en dehors de cette ligne, le cheval est dit *trop ouvert du devant* (fig. 67) : à cet aplomb irrégulier correspondent une poitrine étroite, rentrée, et des coudes collés au corps.

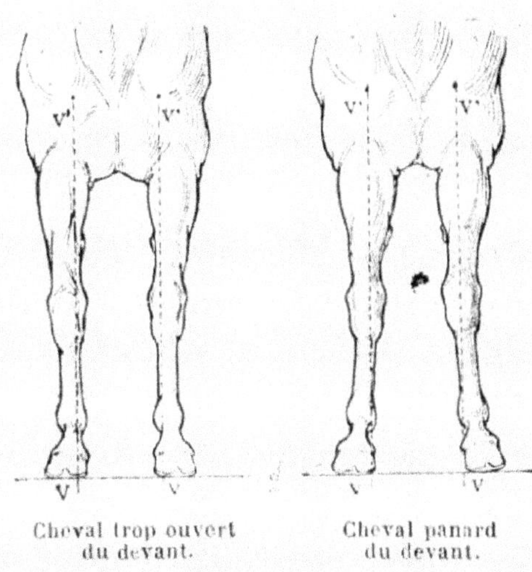

Cheval trop ouvert du devant.

Cheval panard du devant.

Fig. 67.

Si la déviation en dehors de la verticale n'est apparente qu'à la région du genou, celui-ci est appelé *genou cambré* (fig. 19) et le cheval est dit *bancal*.

Lorsque la pince du pied est, à partir du genou, située en dehors de la verticale, on est en présence d'un animal *panard du devant* (fig. 67).

Quand l'ensemble du membre est en dedans de la ligne verticale fictive qui part de la pointe de l'épaule, le cheval est *serré du devant* (fig. 68); si, seule, la région du genou s'en éloigne en dedans, l'animal a un *genou de bœuf* (fig. 19); enfin, si c'est la pince du pied qui est, à partir du genou, située en dedans de la ligne, le cheval est *cagneux du devant* (fig. 68).

Vu de profil, le membre antérieur offre un aplomb régulier, lorsque :

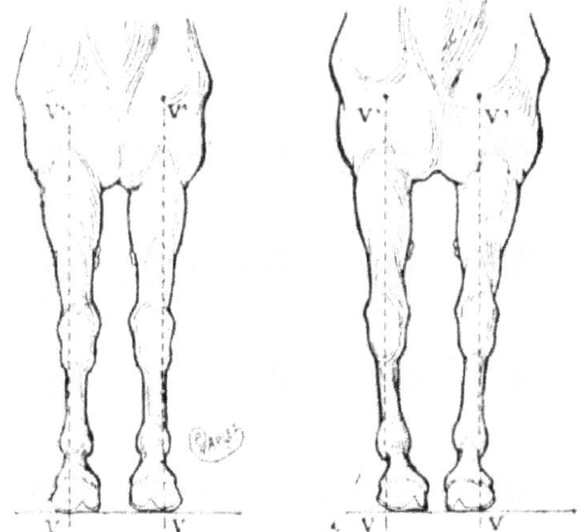

Cheval serré du devant. Cheval cagneux du devant.

Fig. 68.

1° La verticale AB (fig. 69), partant de la pointe de l'épaule tombe sur le sol à 10 centimètres environ en avant du sabot;

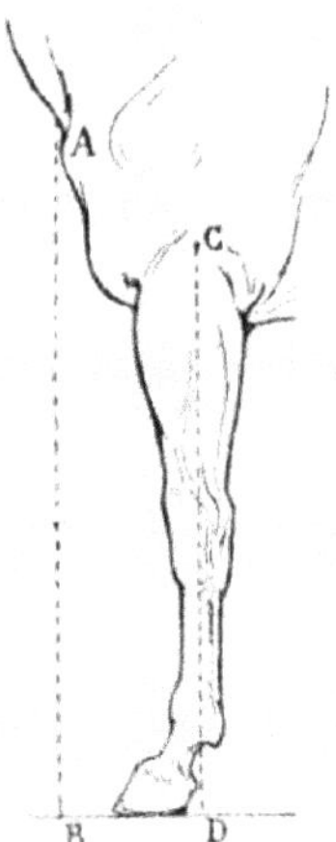

Aplomb antérieur normal (vu de profil).

Fig. 69.

2° La verticale CD, abaissée du tiers postérieur de la face externe et de la partie supérieure de l'avant-bras, partage le genou, le canon, le boulet en deux parties égales, et vient tomber en arrière des talons. Si la verticale A B tombe à moins de 10 centimètres du sabot, la direction du membre est oblique de haut en bas et d'arrière en avant; le cheval est, dans ce cas, *campé du devant* (fig. 70). Cette ligne, tombant à plus

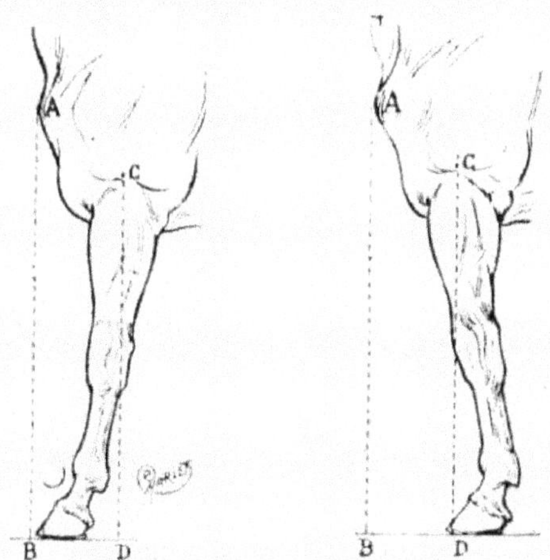

Cheval campé du devant. Cheval sous lui du devant.

Fig. 70.

de 10 centimètres du sabot, le membre présente une direction opposée à la précédente et le cheval est *sous lui du devant* (fig. 70).

Quand le genou n'est pas partagé en deux parties à peu près égales, par la ligne CD (fig. 69), l'animal est dit *brassicourt* ou *arqué* (fig. 18) (*brassicourt*, lorsque le cheval apporte cette défectuosité d'aplomb dès sa naissance; *arqué*, quand elle résulte de la fatigue et de l'usure).

Situé en arrière de la ligne CD (fig. 69), le genou est *effacé, creux, de mouton* (fig. 18).

Quand la ligne CD (fig. 69) tombe trop près des talons, le cheval est dit *court-jointé* ou *droit-jointé* (fig. 24); si elle est trop éloignée de cette même région, l'animal est *long-jointé* ou *bas-jointé* (fig. 24).

2° *Aplombs des membres postérieurs.* — La régularité des aplombs des membres postérieurs s'examine l'animal étant vu *de profil* et *par derrière.*

Vus de profil, les membres postérieurs possèdent des aplombs réguliers, quand une ligne imaginaire verticale XY (fig. 71), abaissée de la pointe de la fesse, tombe sur la pointe du jarret et longe la face postérieure du canon.

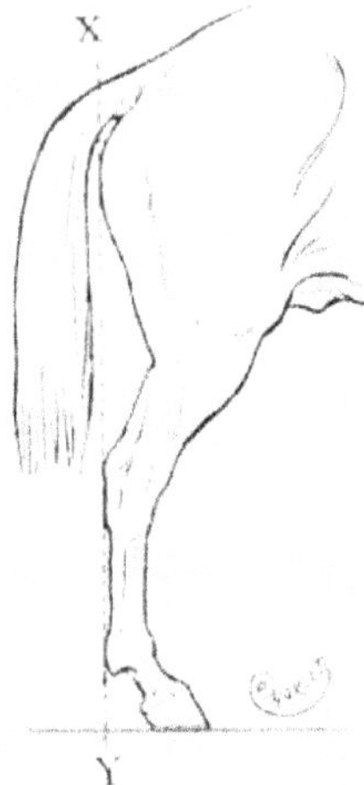

Aplomb normal postérieur (vu de profil).

Fig. 71.

Le cheval est dit *campé du derrière*, quand la partie inférieure du membre est située en arrière de cette ligne (fig. 72). Ce mauvais aplomb surcharge l'avant-main, car il cause le déplacement du centre de gravité en avant.

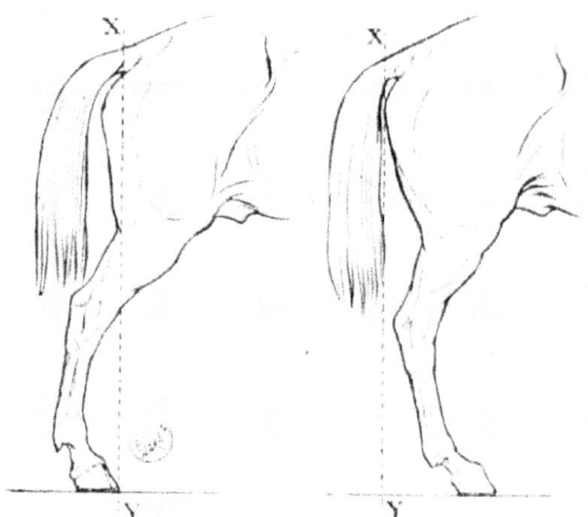

Cheval campé du derrière. Cheval sous lui du derrière.

Fig. 72.

Lorsque la ligne est trop en arrière du membre, le cheval est *sous lui du derrière* (fig. 72). Cette direction défectueuse est une cause de ruine pour les membres postérieurs : elle fatigue les boulets, raccourcit les allures et expose les animaux à forger.

Vus par derrière, les membre postérieurs ont des aplombs normaux quand une ligne verticale V'V, partant de la pointe de la fesse, tombe sur la pointe du

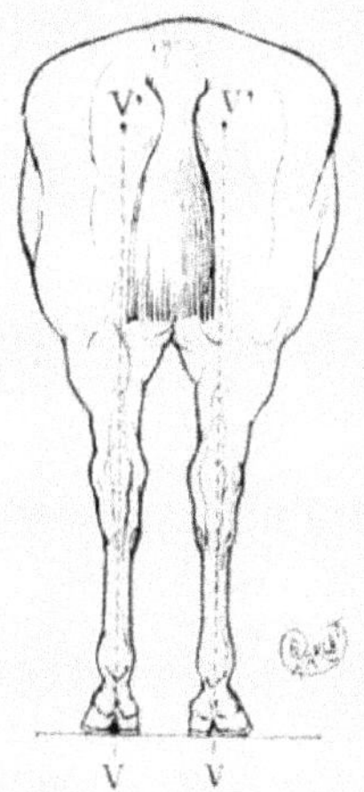

Aplombs normaux postérieurs (vus par derrière).

Fig. 73.

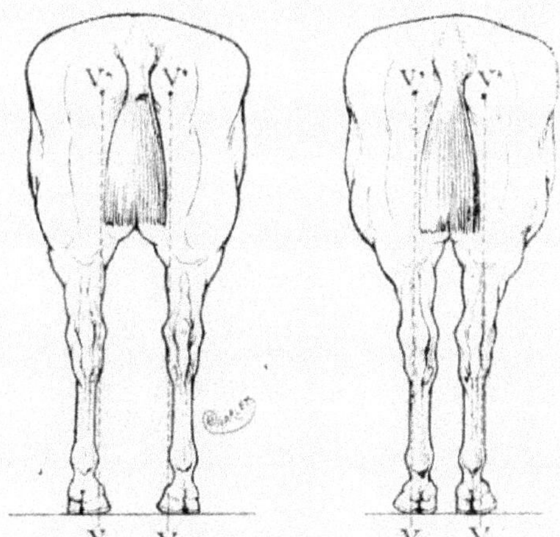

Cheval trop ouvert de derrière. Cheval trop serré du derrière.

Fig. 74.

jarret un peu plus en dehors qu'en dedans, et partage le pied correspondant en deux parties, l'externe un peu plus grande que l'interne (fig. 73).

Si la totalité du membre est située en dehors de cette ligne, le cheval est *trop ouvert du derrière* (fig. 74); en général, les pieds correspondants sont *cagneux*, c'est-à-dire qu'ils ont leur pince dirigée en dedans.

L'animal est trop *serré du derrière* (fig. 74), quand le membre est dirigé, dans son ensemble, en dedans de cette ligne; les pieds qui ont, dans ce cas, leur pince dirigée en dehors, sont dits *panards*.

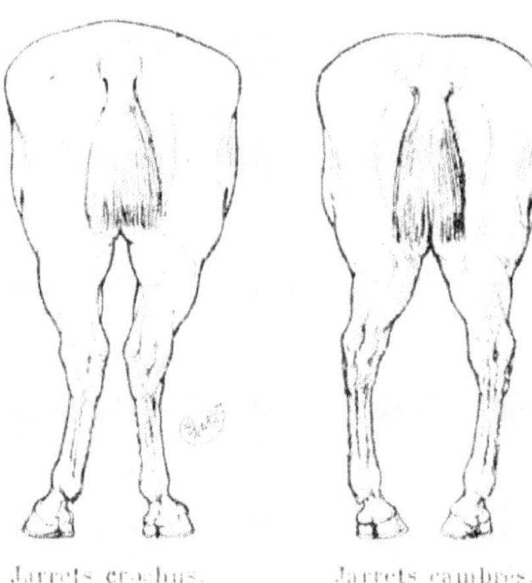

Jarrets crochus. Jarrets cambrés.

Fig. 75.

Si le jarret, seul, est porté en dedans de la ligne d'aplomb, on est en présence du jarret *clos* ou *crochu*. Lorsque le jarret est situé en dehors de cette même ligne, il est dit *cambré*.

IIIe PARTIE

Hygiène du cheval.

On entend par *hygiène*, en science hippique, l'ensemble des règles à suivre pour soustraire le cheval aux influences morbides susceptibles d'altérer sa santé.

L'hygiène a également pour objet l'étude des moyens propres à une bonne utilisation du cheval et à une longue conservation de ce précieux auxiliaire en prévenant son usure prématurée.

Cet ensemble de connaissances, dont l'importance ne saurait échapper, ne doit pas être ignoré des gens qui utilisent le cheval. C'est dans l'armée surtout qu'il est indispensable que l'hygiène soit bien comprise et que ses règles soient strictement appliquées, les exigences du service militaire plaçant souvent le cheval dans des conditions telles, qu'elles peuvent avoir une répercussion fâcheuse sur la santé de l'animal si ces règles sont méconnues.

« Mieux vaut prévenir que guérir » est un vieil adage que nous ne saurions trop répéter ici, car il résume en quelques mots le but et l'importance de l'hygiène.

Les règles de l'hygiène sont très nombreuses; nous ne retiendrons ici que celles qui se rapportent à l'*hygiène des habitations*, *au harnachement*, à l'*hygiène de la peau*, à l'*hygiène de l'alimentation* et à l'*hygiène du travail*.

Hygiène des habitations.

Le cheval domestique pourrait, comme son congénère le cheval sauvage, vivre en plein air d'une façon permanente, être exposé aux injures de la pluie et du vent, sans que pour cela sa santé soit compromise. Mais cet état de choses n'est pas compatible avec les services pénibles que l'on exige du cheval domestique. En raison des grands efforts journaliers qu'on lui demande, le cheval doit être garanti contre les intempéries, et pour cela on l'abrite dans des habitations salubres où il se délasse, pendant certaines heures de la journée, des fatigues du travail, et où il se repose la nuit.

L'hygiène du logement des chevaux mérite d'être prise en grande considération, car il ne faut pas perdre de vue que c'est dans l'écurie que ces derniers passent la plus grande partie de leur existence.

Pour juger des bonnes conditions hygiéniques d'une écurie, il faut tenir compte de son *emplacement*, de son *orientation*, de son *mode de construction*, de son *pavage*, de ses *dimensions*, de son *aération*, de sa *température moyenne*, de la *manière dont elle est tenue*, et enfin du *mobilier* qu'elle renferme.

L'*emplacement* d'une bonne écurie doit être choisi sur un terrain aussi sec que possible et non sur des sols meubles ou marécageux.

L'*orientation*, c'est-à-dire l'exposition de la façade, varie suivant les localités : dans le Nord, on donnera la préférence à l'exposition au Midi avec des ouvertures des côtés du Midi et de l'Est, tandis que dans les régions du midi et du centre de la France, on doit rechercher l'orientation Est avec des ouvertures à l'Est.

Dans la zone tempérée, l'exposition à l'Est qui n'entraîne ni trop de chaleur ni trop d'humidité nous paraît recommandable. Quant à l'exposition à l'Ouest, nous la déclarons nettement défavorable en raison des vents qui ont cette direction et dont l'humidité occasionne l'insalubrité des bâtiments que l'on ne peut aérer par suite de l'obligation dans laquelle on se trouve de fermer les portes et fenêtres de l'écurie.

La *construction* d'une bonne écurie doit être faite avec des matériaux de première qualité. Ces matériaux doivent être asséchés, réfractaires à l'humidité, mauvais conducteurs de la chaleur et incombustibles.

En général, les murs des écuries sont en pierre, en briques ou en pisés. Ces matériaux sont ceux qui se rapprochent le plus des desiderata hygiéniques que nous venons de citer. La toiture doit être constituée par des tuiles et non par des ardoises ou du zinc, ces derniers offrant l'inconvénient de rendre les écuries très chaudes en été et très froides en hiver.

Le *pavage* d'une écurie doit être imperméable, solide, résistant à l'usure, uni et non glissant.

On emploie divers systèmes de pavage dont aucun n'a pu encore réaliser la perfection.

Le pavage en *briques sur champ* offre l'avantage

d'être peu perméable, mais il s'use assez vite, et il est, en outre, d'une installation très dispendieuse.

Le pavage en *grès*, d'une grande résistance à l'usure et d'un prix relativement peu élevé, est froid et glissant.

Le pavage en *bois*, plus chaud que le précédent, est souple, élastique, mais bien que l'on prenne le soin de le goudronner, il s'imbibe des liquides excrémentitiels. On reproche encore à ce mode de pavage d'être glissant et d'exiger de grands soins de propreté.

Le sol en *ciment bétonné*, qui est d'un nettoyage facile, est froid, glissant, et, en outre, il use assez rapidement la ferrure.

Quel que soit le mode de pavage employé, le sol doit présenter une légère inclinaison dans le sens longitudinal et dans le sens transversal, afin de permettre l'écoulement des déjections liquides des animaux. Cette pente doit être de un à deux centimètres par mètre; une inclinaison plus accentuée serait préjudiciable aux chevaux, car elle les fatiguerait et fausserait leurs aplombs. Il est d'ailleurs recommandé de corriger la pente douce nécessaire à l'écoulement des urines par une bonne répartition de la litière.

Les *dimensions* d'une écurie sont subordonnées au nombre des chevaux qu'elle doit renfermer. En principe, elles doivent être telles qu'elles permettent de donner à chaque cheval le cube d'air nécessaire à sa respiration, qu'elles assurent à chaque individu un espace suffisant pour se mouvoir et se reposer à l'aise, qu'elles offrent, enfin, un passage facile et exempt de danger au personnel en même temps qu'un aisé déplacement des chevaux.

Comme il est démontré qu'il faut à chaque animal un cube d'air variant entre 40 et 50 mètres, la *hauteur* d'une écurie de plusieurs chevaux doit être de 5 mètres au minimum pour les locaux plafonnés et de 7m,50, du sol au faîtage, pour l'écurie se trouvant directement sous le toit.

La *longueur* totale d'une écurie doit être calculée de telle sorte que chaque animal puisse disposer d'un espace de 1m,50.

Enfin, la *largeur* sera telle qu'elle permettra à chaque cheval d'avoir une longueur de chaîne de 3m,50 à 4 mètres et qu'il existera derrière chaque animal un espace de 1m,50 à 2 mètres servant de passage au personnel.

L'*aération* d'une écurie doit être large et continue. Il suffit de se reporter à l'exposé succinct de la physiologie de la respiration que nous avons traitée dans la première partie de notre ouvrage (p. 15) pour voir que les animaux absorbent l'oxygène de l'air pendant l'inspiration et rejettent, à l'aide des mouvements expiratoires, un air vicié chargé d'acide carbonique.

Pour éviter que les chevaux ne finissent par s'intoxiquer, il est nécessaire de pratiquer une aération continue des locaux dans lesquels ils vivent.

Si l'on s'en tenait à ces indications, il faudrait donner des dimensions exagérées aux logements, mais grâce aux ouvertures que l'on a soin de pratiquer dans les murailles, il est possible de restreindre ces dimensions, tout en permettant à l'air de se renouveler régulièrement à raison de 50 mètres cubes environ par heure.

On doit veiller, d'une manière absolue, à ce qu'une écurie soit très largement aérée, d'une façon permanente, et l'on devra se montrer d'autant plus exigeant que le local sera de dimensions plus restreintes. Cette aération doit se faire en été, par toutes les ouvertures, même la nuit; on prendra simplement le soin de fermer ces ouvertures du côté du vent pendant les bourrasques de pluie, pour les ouvrir aussitôt que la pluie aura cessé. L'écurie sera ventilée modérément pendant l'hiver, afin d'éviter que la température du local ne soit trop basse.

Quelles que soient la saison et la température extérieure, *toutes* les ouvertures des écuries doivent être largement ouvertes au moment où les chevaux sont au travail ou attachés à l'extérieur du local pendant le pansage. Par contre, il ne faut pas négliger de les fermer momentanément, lorsque les animaux rentrent du travail et qu'ils sont couverts de sueur. Ne pas tenir compte de cette prescription, serait exposer le cheval à un refroidissement susceptible de faire éclore une maladie grave de l'appareil respiratoire. Les ouvertures que l'on pratique ordinairement dans les murs d'une écurie sont les *portes*, les *fenêtres*, les *cheminées d'appel* et les *barbacanes*.

Les *portes* ont pour objet de livrer passage à l'homme et au cheval et de laisser pénétrer l'air et la lumière.

Elles doivent être à deux battants, afin de constituer un passage facile : leur largeur sera de $1^m,50$ au minimum et leur hauteur ne mesurera pas moins de $2^m,50$. Les portes trop étroites exposent les animaux aux contusions des épaules et des hanches, quelquefois même à des fractures de ces dernières. Il est d'habitude de construire les portes de telle sorte que les battants puissent se rabattre en dehors, cela afin que le service ne soit pas gêné dans l'écurie.

Un système de porte très pratique, mais qui, en raison de son prix élevé, n'est utilisable que dans les écuries de luxe, est celui qui consiste à faire glisser l'unique battant de la porte, à droite ou à gauche, sur un rail.

Les *fenêtres* doivent être aussi nombreuses que possible et disposées assez haut, afin que la lumière et l'air qu'elles laissent passer n'incommodent pas les chevaux en les frappant directement. Leurs dimensions, variables, ne doivent pas être inférieures à une hauteur de 1m,30 pour une largeur de 1m,50. Le système de fenêtre le plus pratique est le système appelé *à tabatière* (fig. 76) qui est représenté par une fenêtre établie sur un châssis, en bois ou en fer, s'ouvrant en dedans et de haut en bas : l'air passe par le haut de la fenêtre et se dirige, en entrant, vers la toiture.

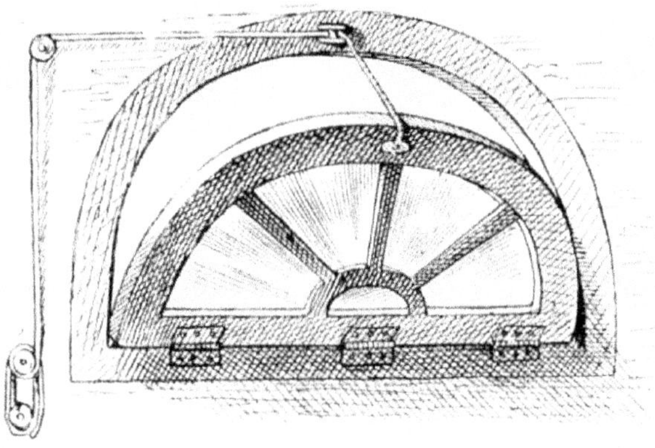

Fenêtre à tabatière.

Fig. 76.

On entend par *cheminées d'appel*, des appareils, en forme d'entonnoir, destinés à livrer passage à l'air chaud; ils traversent la toiture et la dépassent de 0m,50 environ. L'orifice supérieur de ces cheminées est muni d'un chapiteau métallique empêchant la pénétration de la pluie dans l'écurie.

Les *barbacanes* sont de petites ouvertures pratiquées dans le mur, au niveau du sol, et par où arrive l'air froid. Une planchette à coulisse permet d'ouvrir et de fermer à volonté ces ouvertures. On doit avoir le soin de ne pas installer ces barbacanes en regard des animaux, à cause des courants d'air.

La *température* moyenne d'une écurie ne doit pas être inférieure à 12° centigrades, ni supérieure à 15°. Grâce aux différentes ouvertures des locaux, il est toujours possible de maintenir cette température à peu près constante, mais il faut bien se garder d'obtenir, en hiver, une douce température aux dépens de l'aération.

La *tenue de l'écurie* joue un grand rôle au point de vue hygiénique. Les murs du local qui abrite les chevaux doivent être constamment débarrassés de la poussière et des toiles d'araignées. Le sol de l'écurie, ainsi que les objets et accessoires, doivent être toujours tenus dans le plus grand état de propreté. Les mangeoires, les râteliers sont nettoyés avant chaque repas.

La litière doit être l'objet d'un soin particulier et les crottins seront enlevés au fur et à mesure de leur expulsion; il faut éviter de faire des litières trop épaisses et l'on doit veiller à ne pas laisser, sous la paille fraîche formant la surface du lit de paille, des gâteaux, constitués par de la vieille litière souillée, lesquels, présentant des moisissures, sont, en outre, des foyers de fermentation dangereux pour la santé du cheval.

Il est nécessaire de pratiquer plusieurs fois par an (tous les trimestres environ) la désinfection d'une écurie habitée.

Pour pratiquer efficacement la désinfection, on doit attacher tous les chevaux qui habitent l'écurie hors de ce local. On choisit un temps favorable pour procéder à cette opération; de cette manière, les animaux, étant attachés à l'extérieur, prennent un bain d'air qui leur est salutaire.

La litière est enlevée, en totalité, et portée dans la fosse à fumier. Ensuite, on balaie, on gratte et on lave, à grande eau, le sol, les murs, les râteliers, mangeoires et bat-flancs. Après cette opération, on procède à un second lavage avec une dissolution de cristaux de soude. On pratique ensuite la désinfection, qui consiste à laver toutes les parties de l'écurie et le mobilier avec une solution de crésyl à 2 ou 3 p. 100, de l'eau phéniquée à 5 p. 100, ou une solution de 20 à 30 grammes d'acide sulfurique par litre d'eau. On peut aussi désinfecter en faisant brûler du soufre, dans une proportion de 20 grammes par mètre cube, sur un réchaud de charbon de bois. Il se dégage des vapeurs d'acide sulfureux à l'aide desquelles on obtient une désinfection complète; il faut avoir le soin, pendant cette opération, d'obturer toutes les ouvertures du local, les fissures des portes et fenêtres, afin que les vapeurs sulfureuses ne s'échappent au dehors. Après la désinfection, les râteliers, bat-flancs et murs sont blanchis avec de la chaux mélangée à une petite partie de chlorure de chaux.

Le *mobilier* d'une écurie comprend les *mangeoires*, les *râteliers*, les *bat-flancs* et le *coffre à avoine*.

Les *mangeoires* sont individuelles ou collectives; les premières sont préférables. Il existe des mangeoires en bois, en fonte émaillée, en ciment ou en pierre.

Pour qu'une mangeoire soit bien établie, il faut qu'elle soit placée à une hauteur convenable, étanche et facile à nettoyer.

Son bord supérieur doit être situé à 1 mètre ou $1^m,20$ du sol; en général, la hauteur de ce bord ne dépasse pas $1^m,10$, à moins que la mangeoire ne s'adresse à des animaux de petite taille, auquel cas il faut abaisser cette limite.

La capacité de la mangeoire individuelle doit mesurer $0^m,20$ sur $0^m,40$ sur $0^m,50$.

Ces dimensions sont nécessaires pour que l'animal, en mangeant les grains ou en buvant les barbotages, ne les gaspille pas en les projetant au dehors avec ses lèvres, et pour que les mouvements de la mastication ne soient pas gênés.

Pour la même raison, on doit rechercher des mangeoires dont les parois intérieures se rapprochent de la direction verticale.

L'étanchéité de la mangeoire permet de donner aux animaux des liquides; si cette dernière est en bois, il est facile de la rendre étanche en doublant ses parois intérieures de zinc ou de tôle.

Il faut rechercher des mangeoires dont les fonds sont arrondis aux angles, cette disposition facilitant le nettoyage qui n'est toujours qu'imparfait lorsque les fonds sont anguleux.

A la mangeoire, se trouve fixée une tringle en fer dont l'extrémité inférieure est scellée dans le mur, le long de laquelle glisse une chaîne d'attache. L'ensemble de ce dispositif est appelé glissoire attache-cheval (fig. 77).

Les *râteliers*, de même que les mangeoires, peuvent être collectifs ou individuels. Les premiers, qui occupent toute la longueur de l'écurie, affectent la forme d'une longue échelle couchée horizontalement, située à $1^m,50$ ou $1^m,60$ au-dessus du sol et inclinée de 40°

environ sur le plan vertical. Les barreaux, en bois de cornouiller, d'acacia ou bien en fer, sont longs de $0^{m},70$, et écartés les uns des autres de 8 centimètres.

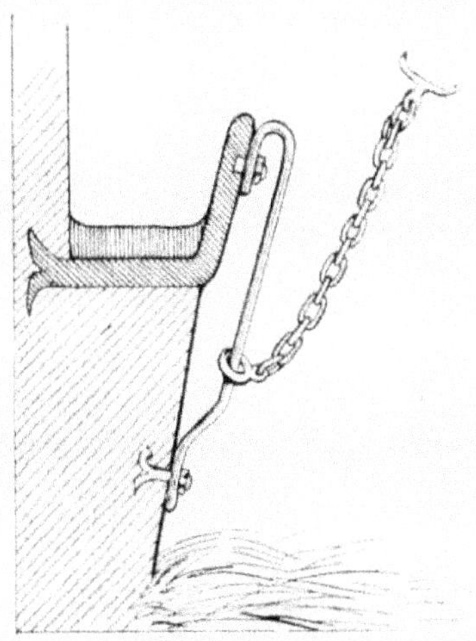

Glissoire attache-cheval.

Fig. 77.

Les râteliers collectifs offrent l'inconvénient d'être difficilement désinfectables, et, en outre, les rations individuelles étant très proches les unes des autres, les gros mangeurs consomment le fourrage de leurs voisins. Pour ces diverses raisons, nous donnons la préférence au râtelier individuel en fer forgé, d'une désinfection facile.

Les *bat-flancs* sont d'épaisses planches de séparation, mobiles, fixées en avant, au-dessous de la mangeoire, par un crochet en S, et, en arrière, par une chaîne qui est liée aux entraits de la construction.

Ils ont pour but d'éviter que les animaux ne se donnent des coups de pied entre eux.

Les bat-flancs ne doivent être placés ni trop haut ni trop bas, afin que les chevaux ne puissent les franchir ou donner du pied par en-dessous. Leur distance au sol ne doit pas dépasser $0^{m},55$ centimètres; leurs bords sont arrondis afin de ne pas blesser les animaux lorsque ceux-ci frappent du membre contre eux.

Afin que le cheval puisse se dégager lorsqu'en ruant il a mis le bat-flancs entre ses membres, on a imaginé une pièce appelée *sauterelle* (fig. 78), qui fait partie de la chaîne de suspension de la séparation mobile.

Cette sauterelle se déclanche automatiquement lorsque le poids du membre de l'animal agit sur le bat-flancs.

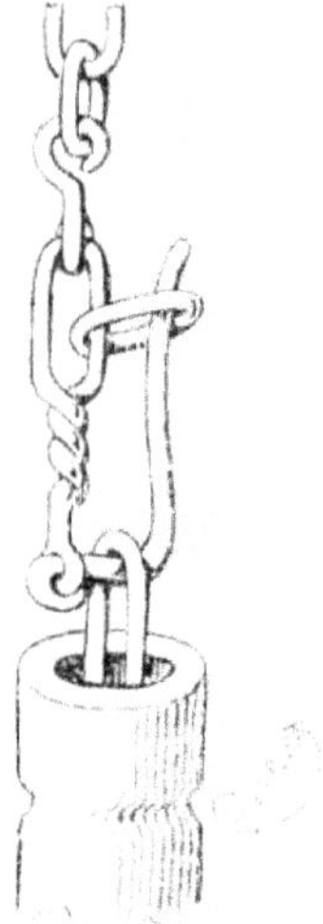

Sauterelle.

Fig. 78.

Le *coffre à avoine* est une caisse à compartiments et cadenassée, qui, ainsi que son nom l'indique, renferme la denrée destinée aux chevaux de l'écurie.

Il faut avoir soin d'aérer, de gratter et de désinfecter très souvent ce coffre.

Les divers types d'écurie utilisés dans l'armée sont : les écuries *Vauban*, les *écuries-gares*, les *écuries-docks* et les *baraquements*.

Les *écuries Vauban* (fig. 79), de construction très ancienne, sont constituées par des bâtiments comportant des écuries au rez-de-chaussée et des étages occupés par les hommes.

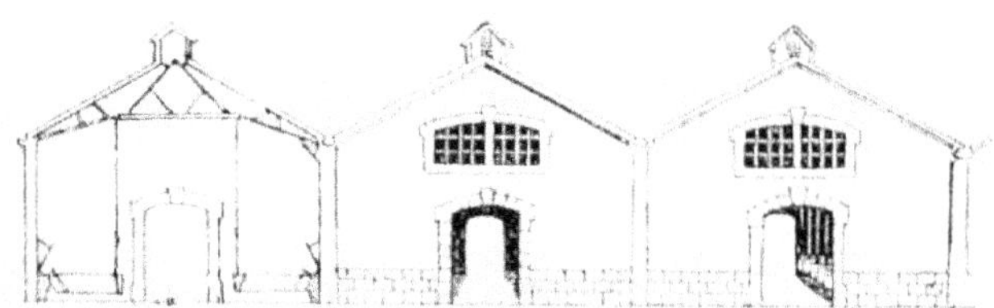

Ecurie-dock.

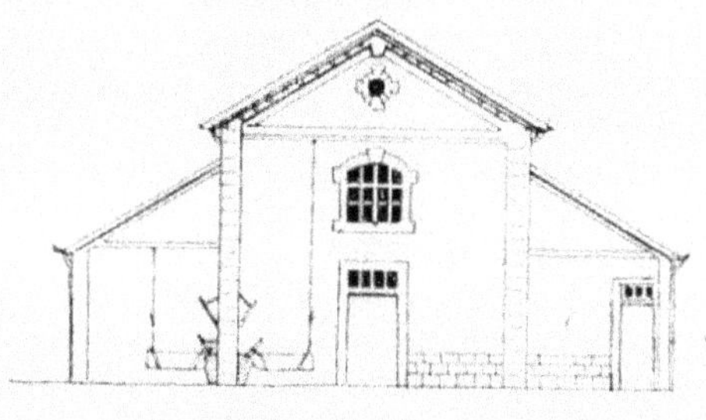

Ecurie-gare.

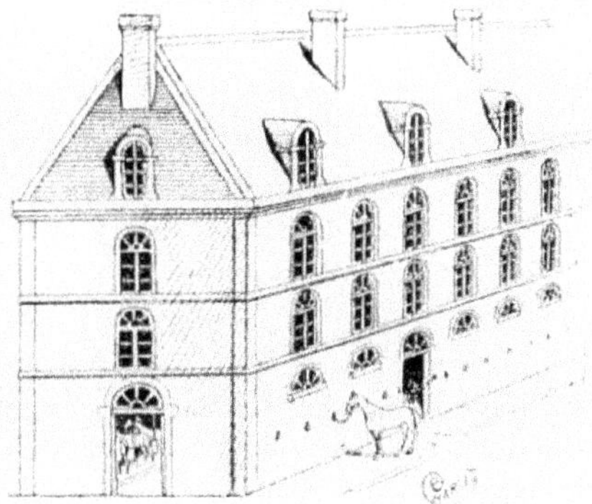

Ecurie Vauban.

Fig. 79.

Ces types d'écurie tendent à disparaître en raison des mauvaises conditions hygiéniques qu'ils présentent pour la santé des hommes, lesquels sont exposés aux odeurs ammoniacales se dégageant des écuries.

Les *écuries-gares* (fig. 79) se composent d'un grand bâtiment central où les chevaux sont placés croupe à croupe et de deux bâtiments latéraux constituant des écuries simples. Ces trois bâtiments communiquent entre eux et possèdent une aération commune.

Ces écuries, de ventilation facile, offrent le grand avantage d'être chaudes en hiver et fraîches en été.

Les *écuries-docks* (fig. 79) sont des écuries doubles, larges et hautes, disposées parallèlement les unes aux côtés des autres, ventilées à l'aide d'un lanterneau de faîtage garni de persiennes sur les côtés. Chaque écurie est munie de deux grandes portes à deux battants. Les murs qui séparent chacune des écuries ne s'élèvent pas jusqu'à la toiture, ce qui permet une aération permanente d'une écurie à l'autre. Une grande allée longitudinale, fermée à chaque extrémité par une porte à deux battants, fait communiquer toutes les écuries entre elles.

Faciles à aérer, commodes pour le service, les écuries-docks sont trop froides en hiver en raison de leur ventilation excessive.

Les *baraquements* sont des écuries en planches installées temporairement sur un terrain sec. Ils offrent l'inconvénient d'être trop faiblement aérés, et leur sol, en terre battue, est rapidement souillé par les déjections des animaux.

Depuis quelques années, on utilise des écuries en fer, démontables, plus saines et plus confortables que les baraquements.

Harnachement.

On entend par *harnachement* du cheval de selle, l'ensemble des différentes pièces appelées *harnais* que l'on applique sur la tête, le corps ou les membres du cheval.

Les harnais, qui ont pour but d'empêcher l'animal de nuire et de le maîtriser, sont appelés *harnais de contention*. Ceux qui facilitent la conduite du cheval et permettent au cavalier une installation confortable sur le dos de l'animal, font partie des *harnais du service de selle*. Enfin, les pièces de harnachement, qui ont pour objet de protéger le cheval contre l'inclémence du temps ou les chocs extérieurs, ou bien qui favorisent à ce dernier les efforts pendant le travail, constituent les *harnais vestimentaires*.

1° *Harnais de contention.*

Les harnais de contention permettent d'attacher les chevaux à l'écurie ou ailleurs, de les maîtriser, de les empêcher de se blesser entre eux ou d'atteindre l'homme.

Parmi ces harnais, nous devons citer :

a) Le *licol* ou *licou* (fig. 80), qui est représenté par un assemblage de lanières de cuir devant leur nom aux diverses régions de la tête avec lesquelles elles sont en relations. Ces différentes pièces de cuir sont :

Le *dessus-de-tête* encore appelé *têtière*, qui est une

large courroie reposant sur la nuque, en arrière des oreilles, et dont les extrémités sont divisées en deux branches;

La *sous-gorge* est une courroie de cuir, plus petite que les précédentes, qui relie entre elles les branches terminales postérieures de la têtière et l'empêche de glisser en avant;

Les *montants*, constitués par des lanières de cuir plus épaisses, sont appliqués sur les joues et sont reliés à la têtière;

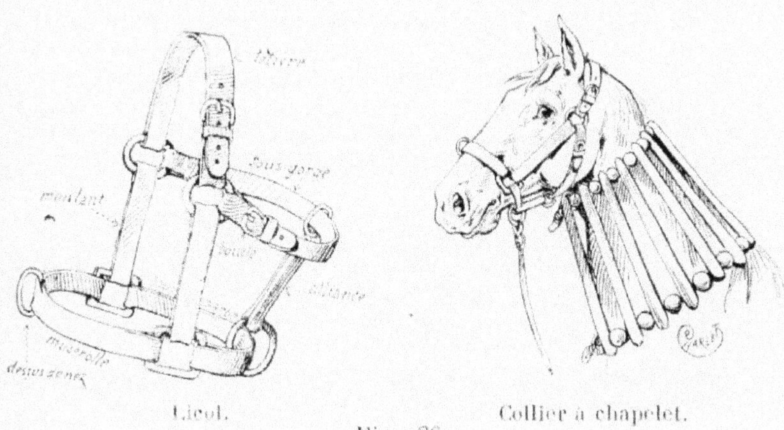

Licol. Collier à chapelet.

Fig. 80.

La *muserolle* est la partie du licol enveloppant les deux mâchoires au niveau du tiers moyen du chanfrein. Elle est composée d'une pièce antérieure, le *dessus-de-nez*, et d'une pièce postérieure, la *sous-barbe;* ces deux parties de la muserolle sont réunies entre elles et à chacun des montants par un anneau. La muserolle porte, en outre, un anneau au milieu du dessus de nez et un second anneau sur la partie médiane de la sous-barbe; c'est à ce dernier qu'on attache la longe;

L'*alliance* est une pièce de cuir très épaisse et très résistante, portant un anneau ou une anse à chacune des extrémités, dans lesquels passent la sous-gorge d'une part et la sous-barbe d'autre part.

Cette partie du licol a pour objet de relier la sous-gorge à la sous-barbe.

b) Le *collier à chapelet* est un appareil constitué par un assemblage de bâtonnets cylindriques percés de trous à chacune de leurs extrémités, dans lesquels passe une ficelle ou une petite lanière de cuir qui les réunit les uns aux autres. Ces bâtonnets sont maintenus écartés entre eux par des morceaux de bois, en forme d'*olives*, de 4 à 5 centimètres d'épaisseur.

Cet appareil a pour but de restreindre les mouvements de l'encolure et d'empêcher ainsi les chevaux de se mordre eux-mêmes sur les différentes parties du corps ou de déchirer leurs couvertures avec les dents.

c) Le *bâton à surfaix* est un morceau de bois arrondi d'une longueur de $1^m,20$ à $1^m,40$ environ, muni de liens à ses extrémités, qui permettent de le fixer à la muserolle du licol d'une part et au surfaix de la couverture d'autre part. Ce bâton, ainsi disposé, limite les mouvements de l'encolure et répond aux mêmes indications que le collier à chapelet.

d) La *muselière* qui, étant assez connue, se passe de description, est appliquée aux chevaux qui mangent la litière ou qui mordent.

e) Les *entraves* sont représentées par des bracelets de cuir fort qui se bouclent autour des pâturons ou autour des régions situées au-dessus des jarrets. Ces bracelets portent chacun un anneau et sont réunis entre eux par une corde, une chaîne, ou mieux, par un troisième anneau qui passe dans les premiers.

Dans l'armée, ces entraves sont utilisées, au bivouac, pour empêcher les chevaux frappeurs de blesser leurs congénères.

Afin d'éviter que les entraves ne blessent les régions du corps avec lesquelles elles sont en contact immédiat, il est d'usage de doubler la face interne de ces bracelets avec du feutre.

f) Le *caveçon* est un appareil de contention à l'usage des chevaux difficiles. Il consiste en un licol pourvu de deux muserolles. La muserolle supérieure entoure les mâchoires au niveau du tiers supérieur du chanfrein; la muserolle inférieure, située à la même place que celle du licol, a son dessus-de-nez constitué de pièces métalliques articulées les unes avec les autres et s'adaptant parfaitement sur le chanfrein. En outre, le dessus-de-nez porte trois anneaux, deux latéraux et un médian. A l'un de ces anneaux est fixée une longe pour conduire le cheval en main, et les secousses que l'on imprime à cette longe retentissent sur le chanfrein de l'animal; ce dernier éprouve une telle douleur, lors des secousses, qu'il reste tranquille.

Le caveçon est un instrument brutal qu'il ne faut employer qu'avec beaucoup de doigté et de modération; des manipulations violentes de cet appareil peuvent causer des blessures, des fractures même des os sus-naseaux, provoquées par les armatures du dessus-de-nez.

2° *Harnais du service de selle.*

Dans cette catégorie, sont compris les appareils de conduite appelés *bride* et *bridon* et la *selle*.

1° La *bride* est un ensemble de lanières de cuir, de chaînes, d'anneaux et de pièces de métal. Cet assemblage, qui recouvre la tête du cheval, se divise en quatre parties principales : la *monture*, le *mors*, le *filet* et les *rênes*.

La *monture* est semblable au licol dont elle ne se différencie que par un cuir plus souple et moins épais, et par deux pièces supplémentaires représentées par des courroies à boucles, adaptées à la partie inférieure des montants, ayant pour but de supporter le mors.

Le *mors* représente la partie principale de la bride; il se compose de l'*embouchure*, des *branches* et de la *gourmette* (fig. 81).

On appelle *embouchure*, la partie du mors qui se place dans la bouche du cheval et qui est constituée par une tige en acier rectiligne, concave à sa partie moyenne. Cette concavité prend le nom de *liberté de langue;* les parties rectilignes du mors, situées de part et d'autre de la liberté de langue, sont appelées les *canons* du mors; les points servant de limite entre ceux-ci et la liberté de langue sont désignés sous le nom de *talons*.

Le mors d'ordonnance de l'armée a une embouchure présentant ces trois divisions, mais il existe d'autres variétés de mors dont l'embouchure est simplement rectiligne.

Les *branches* sont deux tiges parallèles situées, de part et d'autre du mors qui leur est perpendiculaire. Chacune des branches offre, aux extrémités, un anneau; le supérieur, auquel est adjointe une pièce contournée en S servant à fixer la gourmette, est dit *œil de la branche;* l'anneau inférieur est appelé *anneau-de-porte-rênes* en raison de son rôle.

La *gourmette* est une petite chaînette qui sert à unir les deux branches l'une à l'autre. Les anneaux qui la constituent sont appelés *maillons*.

La gourmette agissant par pression sur la barbe de l'animal, il faut veiller à ce qu'elle repose à plat sur cette région, afin d'éviter des blessures.

Le mode d'action du mors peut présenter deux cas; il agit par la pression de la gourmette exercée sur la barbe, ou bien par la pression des canons sur les bar-

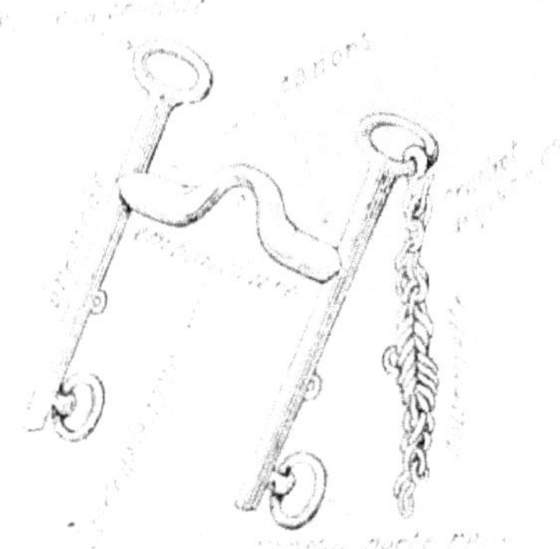

Mors avec gourmette.

Fig. 81.

res. Quel que soit son mode d'action, le mors produit au cheval une sensation qui le force à obéir à l'action des rênes; il ne faut pas que la pression soit douloureuse, elle doit seulement avertir le cheval d'aller à gauche ou à droite, tourner, reculer, etc., suivant qu'il est sollicité par la traction des rênes, dans tel ou tel sens.

Le *filet* est une pièce en acier se composant d'un mors brisé dont les canons sont munis, à leurs extrémités, d'anneaux suffisamment volumineux pour ne pas pénétrer dans la bouche. Il se place en arrière et au-dessus du mors.

Le filet est suspendu à la bride à l'aide des montants qui sont munis de courroies à boucles. Dans la bride d'ordonnance adoptée par l'armée, le mode de suspension est différent : les anneaux du filet sont munis de chaînettes à l'extrémité desquelles sont fixés des T venant s'engager dans des passants métalliques appelés *panurges*, cousus aux montants de la bride.

Les *rênes* sont des lanières de cuir qui s'adaptent, par leurs extrémités libres, aux anneaux de porte-rênes du mors et aux anneaux du filet. Pour différencier les rênes du mors de bride, des rênes du mors de filet, l'usage veut que ces dernières soient plus étroites et un peu moins longues.

Ces rênes sont réunies dans la main du cavalier qui les emploie pour guider sa monture.

2° Le *bridon* est une bride ne comportant que le mors de filet et une seule rêne. Ce harnais est utilisé pour exercer la bouche des chevaux au dressage ou pour conduire les animaux à la promenade ou à l'abreuvoir.

3° La *selle* est la partie du harnachement qui se place sur le dos du cheval. Elle se compose de deux parties principales : A) le *corps de selle;* B) les *appartenances.*

A. — Le *corps de selle* comprend l'*arçon* et le *siège.*

a) L'*arçon* est la charpente de la selle : il est constitué par des pièces en bois de hêtre collées ensemble et consolidées à l'aide de ferrements.

On y distingue : l'*arcade*, la *balte*, le *troussequin*, les *bandes d'arçon*, les *bandes de collet*, les *bandes de garrot*, les *bandes de rognon* et la *palette.*

L'*arcade* est la partie antérieure de l'arçon qui forme un arceau; l'espace qui sépare l'arcade du garrot est appelé *liberté de garrot.* Les extrémités inférieures de l'arcade sont arrondies et prennent le nom de *mamelles.*

La *balte* surmonte l'arcade et sert de base au *pommeau* de la selle.

Le *troussequin* est la partie postérieure de l'arçon; l'espace qui le sépare du rein est appelé *liberté de rognon.*

Les *bandes d'arçon* sont des lames de bois incurvées qui réunissent l'arcade au troussequin.

La *bande de collet* est le ferrement situé au-dessus de l'arcade; elle est rivée à la *bande de garrot* qui est un ferrement semblable au premier situé en dessous de l'arcade. Ces deux pièces ont pour objet de consolider l'arçon.

La *bande de rognon*, qui est située sous le troussequin, remplit le même rôle.

La *palette* est une pièce qui s'élève au-dessus du troussequin et qui limite le siège de la selle en arrière.

b) Le *siège* se subdivise en *faux-siège*, *matelassure* et *enveloppe du siège.*

Le *faux-siège* est constitué par quatre sangles, dont deux unissent l'arcade au troussequin, les deux autres unissant les deux lames d'arçon. Ces sangles, très fortement tendues, sont recouvertes par une toile fixée à l'arçon à l'aide de clous;

La *matelassure* n'est autre que le rembourrage appliqué sur ce faux-siège;

L'*enveloppe du siège* ou *couverture* est en cuir jaune et revêt superficiellement la matelassure.

Le siège de la selle affecte une forme concave; il est moins élevé en arrière que dans sa partie antérieure. Il comporte des parties annexes qui sont : les *quartiers*, les *faux-quartiers* et les *panneaux*.

Les *quartiers* et les *faux-quartiers* sont représentés par de larges bandes de cuir descendant à droite et à gauche de la selle : les premiers, plus larges que les seconds, recouvrent ceux-ci.

On entend par *panneaux*, la matelassure située sous la selle, qui empêche le contact de l'arçon sur le dos du cheval.

Entre les quartiers et les faux-quartiers, on remarque, fixés à l'arçon, de chaque côté de la selle, trois *contre-sanglons de sangles et un crochet porte-étrivière*.

B. — *Appartenances*. — Sous ce nom, on désigne un ensemble de pièces ayant pour but d'immobiliser la selle sur le dos de l'animal. Elles comprennent :

Les *sangles*, au nombre de deux, qui sont de larges bandes de toile très forte munies, à leurs extrémités, d'une boucle. Elles se fixent à la selle à l'aide des contre-sanglons et permettent un assujettissement parfait de cette dernière sur le dos du cheval. Les deux sangles ne sont pas indispensables, une seule suffit. Dans ce cas, on a recours à la sangle constituée par des cordes parallèlement situées entre elles et maintenues par des lanières transversales de cuir. A chacune des extrémités de la sangle en cordes sont cousues deux boucles qui se fixent aux contre-sanglons correspondants.

Les *étrivières*, sont de larges courroies de cuir au nombre de deux, suspendues aux crochets porte-étrivières de part et d'autre de la selle et supportant les étriers.

Les *étriers* sont des pièces en acier qui ont pour but de supporter le pied du cavalier.

L'étrier se divise en trois parties : la *grille*, sur laquelle repose la semelle de la botte; les *branches* et l'*œil*, sorte d'anneau dans lequel s'engage l'étrivière.

3° *Harnais vestimentaires*.

Nous diviserons cette catégorie de harnais en vêtements de la tête, du tronc et des extrémités.

Parmi les *vêtements de la tête*, il convient de citer :

Le *camail* qui est une pièce d'étoffe enveloppant la tête et l'encolure, munie de quatre orifices dont deux correspondent aux yeux, et les deux autres livrent passage aux oreilles;

Les *vêtements du tronc* comportent la *couverture*. Pour fixer celle-ci sur le dos de l'animal, on a recours à une sorte de sangle appelée *surfaix*, munie à l'une de ses extrémités d'un contre-sanglon, tandis que l'autre est pourvue d'une boucle. Il faut avoir le soin de ne pas faire passer le surfaix sur le garrot de l'animal, mais de l'appliquer en arrière de cette région. Afin de ne pas blesser le dos de l'animal, il est recommandé de placer, de chaque côté de la colonne vertébrale, sous le surfaix, deux bottillons de paille; on évite ainsi l'appui trop fort de la sangle sur les apophyses épineuses des vertèbres. Pour remédier à ce grave inconvénient, on confectionne des surfaix, munis, à droite et à gauche de la partie correspondant au dos de l'animal, de petits coussinets appelés *panneaux*, qui jouent le rôle des bottillons de paille dont nous avons parlé.

La couverture simple est appelée *couverte*. Il existe un autre genre de couverture, employée pour les chevaux de luxe, qui se compose de plusieurs pièces :

La *couverture proprement dite*, représentant la couverture simple;

Le *poitrail*, sorte de tablier situé au niveau du poitrail de l'animal, formé de deux parties se fixant entre elles à l'aide de boucles et de courroies;

Le *cordon de derrière*, qui est la partie recouvrant les fesses et le haut des cuisses.

Enfin, les *vêtements des extrémités* sont représentés par les *genouillères*, les *flanelles* et les *guêtres*.

Les *genouillères* se composent, chacune, d'une plaque de cuir renforcée, tapissée intérieurement de flanelle. Elles sont munies d'une pièce d'étoffe qui porte des boucles et des courroies d'attache;

Les *flanelles* sont des bandes de bonne flanelle qu'on enroule autour des boulets ou des canons des chevaux. Elles mesurent, en général, 4 à 5 centimètres de largeur;

Les *guêtres*, en feutre ou en cuir, affectent la forme des canons sur lesquels on les applique et qu'elles ont pour mission de protéger contre les atteintes du fer du membre congénère.

Conditions que doit remplir un bon harnachement.

Les harnais, en général, et, particulièrement, ceux du service de la selle, doivent être *solides* et *légers*, *parfaitement ajustés* et *bien adaptés* sur les régions où ils portent. Ils doivent, enfin, être *tenus dans le plus grand état de propreté.*

On ne saurait trop insister sur l'*ajustement* des pièces de harnachement, en particulier sur celui de la selle, laquelle doit se mouler parfaitement sur le dos de l'animal, ne porter que sur les muscles, tandis que le garrot, la colonne vertébrale et le rein doivent être préservés de son contact.

Une selle trop grande est exposée à porter sur les apophyses épineuses des vertèbres du dos ou du rein; trop petite, elle ne porte que sur la partie saillante des côtes qu'elle blesse.

Indépendamment de leur bon ajustement, les harnais doivent être placés exactement sur les régions appelées à les recevoir; ils doivent, en un mot, être *bien adaptés* sur le corps de l'animal. Grâce à cette sage précaution, on épargne de la gêne au cheval et on lui évite des blessures, graves, le plus souvent.

Il n'est pas aussi aisé qu'il le paraît, au premier abord, de bien mettre une bride au cheval ou de le seller d'une manière rationnelle. Ces manipulations demandent à être effectuées très soigneusement si l'on ne veut pas s'exposer à causer des blessures par suite de la mauvaise adaptation du harnachement.

Pour mettre la bride à un cheval, il faut se placer à la gauche de l'animal. L'appareil de gouverne passé dans le bras gauche, on engage d'abord les rênes sur l'encolure. La main droite saisit la bride au niveau de la têtière et l'élève jusqu'au front de l'animal, tandis qu'à l'aide de la main gauche on ouvre la bouche du cheval en appuyant, de l'index, sur la barre correspondante, et l'on présente délicatement l'embouchure à l'animal. Celle-ci est engagée dans la bouche jusqu'à ce que le mors touche la commissure des lèvres, ce qui permet d'élever la têtière, qui vient s'appliquer sur la nuque du cheval, dès que les oreilles ont été passées entre le frontal et la têtière. On boucle ensuite la sous-gorge, et la gourmette est mise en place. Il ne faut pas, dans cette opération, vouloir contraindre le sujet à prendre le mors en lui frottant les dents; cette mauvaise pratique éraille les gencives et peut rendre l'animal vicieux. On doit veiller à ce que la têtière ne soit pas tordue sur la nuque : cette disposition, défectueuse, peut causer, sur la nuque, de graves blessures connues sous le nom de mal de nuque ou mal de taupe. La gourmette doit être appliquée à plat sur la barbe, afin d'éviter les blessures de cette région. Enfin, la sous-gorge doit être serrée très modérément dans le but de ne pas comprimer le larynx, ce qui exposerait à des accidents de suffocation.

Pour *seller un cheval*, il faut, avant toutes choses, secouer vigoureusement la couverture que l'on interpose entre la selle et le dos de l'animal. Cette couverture est ensuite pliée, *très soigneusement*, et placée sur le dos du sujet par un mouvement d'avant en arrière, afin de ne pas rebrousser les poils de la région; ces poils, à rebours, joueraient le rôle de corps étrangers et irriteraient l'épiderme. Cela fait, la selle est mise bien à sa place. Située trop en arrière, elle exposerait le rein à une fatigue anormale ainsi qu'à des blessures; adaptée trop en avant, la selle, ainsi que le poids du cavalier surchargeraient l'avant-main, gêneraient les allures et pourraient causer des blessures, soit sur le garrot, soit en arrière des épaules.

On sangle le cheval en évitant de plisser la peau du passage des sangles : celle-ci doit être bien tendue et les poils bien couchés. Les sangles sont serrées modérément au moment du « seller » et sont l'objet d'un nouveau serrage à l'instant où l'on monte à cheval. Il est prudent, alors, de passer la main sur le garrot et sur le rein, afin de s'assurer que la couverture ne s'est pas affaissée et ne comprime pas ces régions.

Hygiène de la peau.

L'hygiène de la peau comprend l'ensemble des soins corporels que nécessite le bon entretien du cheval. Ils ont pour principal objet de mettre la peau en état de remplir ses fonctions dans les conditions les meilleures pour la santé de l'animal. Ils comprennent : le *pansage*, le *tondage* et les *bains*.

Du pansage. — On entend par *pansage*, l'opération par laquelle on débarrasse l'épiderme des poussières et souillures dont il est recouvert, à l'aide de frottements répétés, exercés à la surface du corps de l'animal. Le pansage a encore pour but de lisser les poils et de démêler les crins du toupet, de la crinière et de la queue.

Les principaux instruments employés, appelés *effets de pansage*, sont : la *brosse en chiendent*, l'*étrille*, la *brosse en crin*, le *bouchon*, l'*époussette*, l'*éponge*, le *peigne*, le *couteau de chaleur* et le *cure-pied*.

La *brosse en chiendent* est employée pour enlever le crottin et les impuretés qui se trouvent dans toutes les parties qui supportent difficilement le contact de l'étrille, telles que les genoux, les canons, la face interne des cuisses et les jarrets. Elle est encore utilisée pour brosser la tête, la crinière, la queue et pour laver les membres à grande eau.

L'*étrille* est l'instrument que l'on emploie au début du pansage pour détacher la crasse agglutinée aux poils.

Elle se compose d'un *manche de bois*, d'une plaque de tôle appelée *coffre*, munie de lamelles dentées, et des *marteaux*, sortes de renflements métalliques placés aux extrémités du rang le plus éloigné du manche, servant à frapper l'étrille sur le sol pour la débarrasser de la poussière qu'elle renferme.

On ne doit passer l'étrille que sur les régions charnues du corps du cheval; les parties où la peau est fine et où les saillies osseuses sont très prononcées doivent être respectées par l'étrille.

La *brosse en crin*, que l'on passe d'abord à rebrousse-poil sur le corps, sert à détacher les pellicules adhérentes aux poils, celles que les autres instruments n'ont pu enlever.

Passée ensuite dans le sens du poil, la brosse en crin donne le brillant.

Le *bouchon* est représenté par une tresse de paille. Promené sur toute la surface du corps, il nettoie bien la peau et les poils. Ordinairement, il est légèrement humecté avant son utilisation.

L'*époussette* est un lambeau de toile, en treillis de préférence, dont on se sert pour entraîner les crasses et les poils détachés par l'usage de l'étrille et de la brosse en crins.

L'*éponge* est employée pour laver les yeux, les naseaux la bouche, les lèvres, le fourreau, les mamelles, la vulve et l'anus. Elle est, aussi, utilisée pour laver les extrémités des membres.

Le *peigne*, en corne ou en métal, sert à démêler et à lisser la crinière, le toupet et la queue.

Le *couteau de chaleur* est composé d'une lame

d'acier très flexible munie de manches arrondis à ses extrémités.

Placé de champ et dirigé dans le sens des poils, il racle ceux-ci ainsi que la peau et en fait dégoutter la sueur. En raison de la flexibilité de sa lame, ce couteau suit facilement les contours du corps sur lesquels on le passe.

Le *cure-pied* est un crochet à extrémité mousse utilisé pour enlever le fumier ou les corps étrangers retenus entre la sole et le fer.

Le pansage du cheval doit se faire deux fois par jour : le matin, à la rentrée du travail, et le soir, avant le repas. C'est une opération bi-journalière qui doit toujours être exécutée avec une grande attention.

A moins que l'animal ne soit malade ou que le temps ne soit mauvais, on doit faire le pansage hors de l'écurie. Cette manière de procéder permet de donner un bain d'air au cheval pendant toute la journée de l'opération, et l'on évite ainsi de remplir l'écurie de poussières susceptibles de souiller les fourrages.

On commence toujours le pansage du côté « montoir », c'est-à-dire du côté gauche de l'animal, en tenant l'étrille de la main droite. Cet instrument est promené à rebrousse-poil de la croupe à l'encolure, en évitant de froisser les régions osseuses du tronc. On doit, de temps en temps, frapper l'étrille sur le sol, afin de faire tomber la poussière.

On opère de la même manière du côté « hors-montoir », c'est-à-dire à droite, en tenant l'étrille de la main gauche.

L'étrille ne doit pas être passée sur la tête, ni sur le bord inférieur de l'encolure, la base de la queue, les hanches, l'épine dorsale, le fourreau, les mamelles, la face interne des avant-bras et des cuisses, et la partie inférieure des membres.

Ensuite, l'étrille étant passée dans la main gauche, les lamelles dentées en dessus, on promène la brosse en crins à rebrousse-poil sur le corps de l'animal en commençant par la tête et l'encolure et en ayant soin de passer souvent la brosse sur l'étrille afin d'enlever la crasse. Quand ce dernier effet de pansage est chargé de trop de poussières, on le frappe sur le sol, en arrière du cheval. L'opération commencée sur le côté gauche se termine sur le côté droit; elle se répète ensuite sur les membres.

Le cheval, étrillé et brossé, est épousseté sur toutes les parties du corps; cette pratique a pour effet de lustrer et de lisser les poils.

Le pansage est enfin terminé en brossant la tête et en lavant les yeux et les orifices naturels à l'aide de l'éponge.

Nous ne saurions trop recommander d'user de beaucoup de modération pendant l'opération du pansage qui est très délicate; il ne faut pas oublier que les jeunes chevaux pansés brutalement et maladroitement peuvent devenir inabordables en vieillissant.

Du tondage.

L'opération qui consiste à raccourcir les poils de la robe des animaux est appelée *tondage* ou *tonte*. Si les poils sont raccourcis sur toute la surface du corps, le tondage est dit *général;* il est *partiel,* si le pelage n'est tondu que localement.

Le tondage du cheval doit se faire à la fin de l'automne, c'est-à-dire au moment où les poils se sont allongés et feutrés pour constituer la robe d'hiver.

Les animaux pourvus de leur pelage d'hiver suent abondamment pendant le travail et sont ainsi exposés, pendant les arrêts, à contracter des refroidissements déterminant de graves affections de l'appareil respiratoire. Il est donc utile de pratiquer le tondage avant que la fourrure n'ait acquis une grande épaisseur qui provoquerait une sudation plus intense au moment même de l'apparition des grands froids, et c'est dans le but d'éviter les chances de morbidité, qui s'accroîtraient en proportion de l'abaissement de la température, que l'on prend la sage précaution d'opérer le tondage avant le début de l'hiver.

Pratiqué sur des chevaux entourés de soins constants et suralimentés, le tondage offre des avantages, car il active les fonctions de la peau, augmente l'appétit et facilite le pansage. Il présente de grands inconvénients quand il est opéré sur des chevaux dont la ration, presque insuffisante normalement, n'est pas augmentée, et sur ceux qui sont médiocrement couverts et logés dans des écuries froides.

Selon les caprices de la mode, on tond les chevaux de différentes manières :

La tonte *à la comtoise* consiste à tondre seulement la moitié inférieure du corps;

La tonte *à la lyonnaise* ne comporte que le tondage des régions du corps sur lesquelles porte le harnachement.

Dans l'armée, il est d'usage de respecter l'emplacement de la selle et les quatre membres.

Quel que soit le mode de tondage employé, il est pratiqué par des *tondeuses* dites *à mains*, lorsqu'elles sont mises directement en mouvement à l'aide des mains, ou par des tondeuses *à la mécanique*, quand elles sont mues mécaniquement par une tige articulée qui, ellemême, est animée par une manivelle.

Bains.

On entend par *bain* le séjour plus ou moins prolongé dans l'eau du corps entier d'un animal (bain général) ou d'une partie du corps (bain local).

Pour donner un *bain général* au cheval, on doit choisir la saison chaude et de préférence les rivières où l'on est assuré de trouver une eau douce et claire. Il faut rechercher les endroits ne présentant aucun danger pour le cheval et pour la personne qui le conduit. Il est recommandé de ne pas mettre l'animal à l'eau immédiatement après un repas, mais toujours au moins trois heures après, afin d'éviter des accidents congestifs. Pour la même raison, il est prudent de ne pas baigner les chevaux lorsqu'ils sont en sueur.

Après leur sortie de l'eau, les animaux doivent être séchés aussi rapidement qu'on le peut. Lorsque la température est élevée, le mieux est de les promener au soleil.

Le *bain local* ne porte, pour le cheval, que sur les extrémités inférieures des membres; la hauteur de l'eau ne doit pas dépasser les genoux et les jarrets.

Douche. — On appelle *douche* une colonne d'eau qu'on dirige sur une partie du corps à l'aide d'une pompe.

Elle est dite *en jet* lorsque la masse d'eau arrive en faisceau serré à la surface du corps.

La douche est *en pluie* quand elle se divise en gouttelettes avant de frapper sur le corps de l'animal.

Il est recommandé de ne pas donner les douches trop froides, et leur durée, avec de l'eau à une température de 25° centigrades, ne doit pas excéder dix minutes.

Hygiène de l'alimentation.

On entend par *aliment* toute substance qui, modifiée par la digestion, est susceptible d'apporter à l'organisme de l'animal qui l'ingère, un ensemble de matériaux propres à reconstituer la matière vivante d'une part, et à produire l'énergie nécessaire à l'accomplissement des fonctions, d'autre part.

Ces matériaux, apportés par l'aliment, sont divisés en quatre grandes catégories :

1° Les *matières minérales*, qui contribuent à la formation du squelette et de la substance cérébrale;

2° Les matières renfermant de grandes proportions d'azote (16 p. 100 environ), appelées *matières azotées*, et qui président à la reconstitution du sang et des tissus;

3° Les matières dépourvues d'azote, *non azotées*, qui ont pour mission de produire de la chaleur, de l'énergie, de la force;

4° L'eau.

Quand l'aliment renferme, à la fois, les matières de ces quatre catégories, il est dit *complet*. On l'appelle *incomplet* quand un ou plusieurs de ces éléments font défaut.

L'aliment complet est le seul vraiment nutritif en même temps qu'il est le réparateur des forces. S'il est incomplet, il est incapable d'apporter à l'organisme tous les matériaux qui lui sont nécessaires et le cheval de travail qui le consomme, ne pouvant être maintenu dans un état d'équilibre à sa santé, dépérit à vue d'œil.

Les plantes sont, pour les herbivores, le véhicule des matières nutritives; les principales, celles qui sont le plus communément distribuées aux chevaux, sont : le *foin*, la *paille* et l'*avoine*.

La ration habituelle du cheval de troupe, en France, est composée de ces trois denrées; en Algérie, il est appelé à consommer pendant le cours des expéditions, du *diss*, en guise de foin, et de l'*alfa*, qui remplace la paille. En outre, l'*orge* est substituée à l'avoine dans l'alimentation des chevaux des troupes d'Afrique.

En France, exceptionnellement et sous certaines conditions, on distribue aux chevaux de l'armée d'autres aliments appelés à remplacer, en totalité ou partiellement, une des trois denrées faisant partie de la ration ordinaire. Ces aliments, appelés *aliments de substitution*, comprennent : l'*orge* et la *farine d'orge*, le *son*, les *fèves et féveroles*, les *carottes*, les *fourrages verts* et les *mashs*.

Une autre alimentation, dite *sucrée*, peut aussi, exceptionnellement, entrer dans la composition de la ration.

Foin.

On appelle *foins* les herbes fauchées au moment de leur floraison et desséchées ensuite en vue de leur conservation.

Les prairies qui fournissent les foins sont divisées en *prairies naturelles* et *prairies artificielles*.

A. *Foin des prairies naturelles.* — Les prairies naturelles se subdivisent elles-mêmes en *prairies élevées*, *moyennes* et *basses* ou *humides;* cette subdivision explique la variabilité des qualités et des caractères du foin.

Le foin qui provient des *prairies élevées* est très aromatique, fin, court et possède de grandes propriétés nutritives. Les plantes qui dominent dans sa composition botanique sont, parmi les *Légumineuses*, les *trèfles blanc et violet*, le *lotier corniculé;* parmi les *Graminées*, la *flouve odorante*, la *crételle*, le *paturin des prés* et l'*avoine jaunâtre*.

Dans les *prairies moyennes*, le foin est plus grossier et moins aromatique; il est, par conséquent, moins digestible et moins nutritif. On y retrouve le *lotier* et le *trèfle* avec un grand nombre de Graminées : la *houlque laineuse*, les *fétuques*, le *brome des prés*, le *ray-grass*, la *fléole*, l'*avoine élevée*, le *vulpin* et le *dactyle aggloméré*. Il renferme, en outre, des *Ombellifères*, des *Renoncules* et des *Composées*.

Le foin des *prairies basses ou humides* est toujours plus abondant que les précédents, mais il a une valeur bien inférieure en raison du sol marécageux sur lequel il a végété. Les plantes qui le composent sont grossières, peu ou pas odorantes, et très peu nutritives : ce sont des *Graminées*, telles que le *paturin aquatique*, la *fléole noueuse*, la *gesse des marais*, le *lotier*, mélangées à des *Carex* et des *Renoncules*.

L'examen d'une botte de foin a donc une grande importance, puisque les plantes qu'elle renferme sont la signature de la catégorie de prairie sur laquelle le foin a été récolté.

Pour qu'un foin soit déclaré de bonne qualité, il est indispensable qu'il soit composé de plantes fines, pourvues de leurs feuilles et portant encore quelques fleurs.

Il doit avoir une *couleur* vert tendre que l'on ne rencontre que sur le foin fauché au moment opportun, convenablement récolté et emmagasiné dans de bonnes conditions.

Cette coloration verte est d'autant plus franche que le foin est mieux récolté. Le foin des prairies élevées possède une couleur vert-jaunâtre, celui des prairies basses offre une coloration vert sale, mais, quelle que soit l'origine du foin, sa couleur devient jaunâtre au fur et à mesure qu'il vieillit.

L'*odeur* du bon foin, qui lui est communiquée par la flouve odorante, est aromatique. Les herbages des coteaux sont les plus odorants; le foin des prairies basses exhale une odeur de marais.

Certaines plantes, telles que la *tanaisie*, les *menthes*, les *géraniums*, l'*armoise*, la *sauge des prés*, la *ballotte fétide*, les *jusquiames*, les *renoncules* communiquent au foin une odeur très accusée qui le déprécie.

Les foins de bonne qualité sont d'excellents aliments pour le cheval, car, tout en renfermant les éléments nutritifs nécessaires, ils exercent sur le tube digestif une action stimulante qu'ils doivent aux principes aromatiques renfermés dans les herbes et les plantes qui les composent.

Le foin, distribué aux chevaux de travail, doit toujours être de qualité supérieure, car s'il est de qualité moyenne, il est trop riche en *cellulose* (matière très peu digestible) et a, par conséquent, des propriétés nutritives moindres. Quant aux foins de qualité inférieure, ils imposent à l'estomac des animaux une surcharge inutile et à tout l'appareil digestif un travail considérable déterminant des troubles graves de la digestion.

Regain. — Dès que la première végétation a été fauchée, c'est-à-dire lorsque le foin a été coupé, les prairies donnent une seconde végétation, de qualité moindre que la précédente, appelée *regain* et caractérisée par des herbes plus courtes que celles de la première coupe.

Foin nouveau. — Constitué par des herbes récemment récoltées, le foin nouveau exhale une odeur aromatique très accusée et il possède une très belle coloration verte. Les plantes dont il est composé sont, en général, ornées de toutes leurs feuilles, et sa manipulation ne donne pas lieu à un dégagement de poussières.

Le foin nouveau est échauffant lorsqu'on le distribue sans mesure au cheval et quand il constitue la totalité de la ration de foin. L'animal étant très friand de cette denrée, en absorbe une très grande quantité, laquelle détermine de la fatigue digestive. Pour obvier à cet inconvénient, il est indiqué de distribuer le foin nouveau après l'avoir, au préalable, mélangé à deux ou trois parties de foin de l'année précédente.

En suivant cette sage mesure, on évite de provoquer des indigestions, toujours graves, parfois mortelles, chez le cheval.

Foins altérés. — Parmi les foins altérés, il y a lieu de citer :

Les *foins vieux*, poussiéreux, dont les tiges sont cassantes; ils n'ont plus d'odeur et offrent une coloration jaune pâle. Ces foins ont perdu la plus grande partie de leurs propriétés nutritives;

Les *foins mal récoltés* qui ont été mouillés pendant la fenaison et desséchés dans de mauvaises conditions. Ils présentent une teinte jaunâtre, ne sont pas odorants et deviennent très rapidement cassants et poussiéreux;

Les *foins moisis*, lesquels, caractérisés par la présence de moisissures plus ou moins nombreuses sur les tiges et sur les feuilles des herbes qui les composent, dégagent une odeur désagréable ainsi qu'une poussière âcre;

Les *foins vasés*, qui sont ainsi appelés parce qu'ils sont imprégnés de limon ou de terre; ils sont dangereux pour les animaux qui les consomment en raison des troubles digestifs qu'ils peuvent provoquer;

Les *foins malodorants*, qui sont, comme leur nom l'indique, des foins dont la mauvaise odeur rappelle celle des engrais employés pour couvrir la prairie d'origine. Les animaux refusent de les consommer.

B. *Foin des prairies artificielles.* — On comprend dans les foins des prairies artificielles : la *luzerne*, le *sainfoin* et le *trèfle*. Ces deux dernières plantes sont rarement données à l'état sec, car elles sont alors trop dures et trop grossières.

Luzerne. — La luzerne est une plante qui donne de trois à six coupes par an. Les tiges et les feuilles de cette denrée n'ont pas la même richesse en matières nutritives : la tige est presque exclusivement constituée par de la cellulose (matière non digestible), tandis que les feuilles sont riches en matières azotées. Il faut donc rechercher, pour alimenter le cheval, une luzerne pourvue de feuilles, c'est-à-dire celle dont des manipulations trop répétées ou dont une mauvaise conservation n'ont pas diminué la richesse nutritive.

La luzerne de la première coupe est la meilleure; la deuxième coupe est encore acceptable, car, ainsi que la précédente, elle est mélangée à des herbes des prés qui ont été fauchées avec elles. Les autres coupes, trop inférieures de qualité, ne doivent pas être distribuées en raison de leur pauvreté en principes nutritifs.

La luzerne de bonne qualité se reconnaît à son odeur agréable, à sa couleur franchement verte; ses tiges sont souples, et ses feuilles, nombreuses, ne présentent pas de taches à leur surface.

Très recherchée par le cheval, la luzerne, si elle est consommée en grande quantité par cet animal, peut provoquer des troubles digestifs; pour éviter ce danger, il est indiqué de ne distribuer cette denrée que si elle a été bien ressuée ou si elle a été mélangée, dans la proportion d'un tiers, à du foin de prairies naturelles.

La luzerne est souvent l'objet de moisissures ou de fermentations : il est facile de reconnaître ces altérations qui se traduisent soit par la présence de nombreuses taches noirâtres sur les tiges ou sur les feuilles, soit par le dégagement d'une odeur âcre et désagréable.

Quel que soit le genre d'altération qu'elle offre, la luzerne avariée est à rejeter de la consommation, eu égard aux troubles très sérieux de l'appareil digestif qu'elle peut occasionner.

Pailles.

Les *pailles*, qui ne sont autres que les tiges desséchées des plantes herbacées cultivées pour leurs fruits, sont utilisées pour l'alimentation du cheval. La partie de la denrée non consommée par l'animal est utilisée pour faire la litière.

Les pailles constituent des aliments d'une valeur nutritive minime, car la moitié des principes qu'elles renferment ne sont pas digérés; il est donc nécessaire de ne faire entrer ces denrées que pour une part dans la ration donnée au cheval, et on doit les associer à des substances plus riches, telles que le foin ou les grains.

On emploie les pailles des Graminées pour l'alimentation du cheval; elles comprennent : la *paille d'avoine*, la *paille de froment* et la *paille d'orge*.

Paille d'avoine. — Quoique très riche en principes nutritifs, la paille d'avoine ne jouit pas d'un grand crédit en raison des reproches qu'on lui adresse en l'accusant de provoquer de la diarrhée et des troubles de l'appareil urinaire sur les chevaux qui la consomment.

Nous ne croyons pas que la paille d'avoine de bonne qualité et convenablement distribuée soit capable de tels méfaits, et, à notre avis, les accidents constatés ne sont dus qu'aux altérations auxquelles cette paille a été exposée pendant la récolte ou durant sa conservation. Quand elle a été bien récoltée, la paille d'avoine se présente sous la forme de tiges souples pourvues de feuilles, de couleur jaune foncé.

Paille de froment. — La paille de froment est la seule utilisée pour l'alimentation normale du cheval de troupe, quoiqu'elle soit moins nutritive que la précédente. Les raisons de la préférence qu'on lui accorde sont les suivantes : elle est plus abondante — il est par conséquent plus facile de se la procurer — et, étant récoltée avec plus de soins, elle est mieux conservée. La paille de froment de bonne qualité est fine et a une couleur jaune d'or; ses tiges sont pourvues de leurs feuilles et de leurs épis, et elle est mélangée de plantes qui croissent dans les moissons (dans ce cas, elle est dénommée *paille fourragère*); son odeur n'est pas désagréable.

Paille d'orge. — La paille d'orge est peu recherchée par les animaux. Peu nutritive, dure et ligneuse, elle s'altère rapidement, car elle absorbe aisément l'humidité.

Paille de seigle. — Cette paille, très dure, coriace, difficile à digérer, n'est employée, pour ces diverses raisons, que pour la litière.

Les pailles sont susceptibles d'être altérées. Parmi ces diverses *altérations*, il convient de citer :

Les *pailles rouillées*, qui se reconnaissent à la présence de taches brunes ou noires associées en séries linéaires; ces pailles, de médiocre qualité, sont plus cassantes que les pailles saines;

Les *pailles cariées*, de mauvaise qualité, qui sont altérées par un champignon microscopique;

Les *pailles charbonnées*, qui sont envahies par un champignon et sont dépouillées, par ce parasite, de la plus grande partie de leurs propriétés nutritives;

Enfin, les *pailles moisies*, qui, ainsi que leur nom l'indique, sont altérées par des moisissures leur communiquant une teinte brunâtre ou verdâtre et une odeur fétide.

Ces pailles, cassantes et poussiéreuses lorsqu'elles sont sèches, sont dangereuses pour l'alimentation du cheval, car elles sont susceptibles de provoquer des intoxications sur les animaux qui les consomment.

Avoine.

L'avoine est, de toutes les matières alimentaires, celle qui renferme, sous un faible volume, la plus grande quantité de principes susceptibles de reconstituer la matière vivante et de créer de l'énergie. Aussi convient-elle, d'une façon parfaite, à l'alimentation du cheval.

Les avoines ont été classées en deux catégories, suivant les saisons où ont été effectués les semis :

Les avoines de printemps, qui se sèment au printemps et dont le grain est de couleur grisâtre;

Les avoines d'hiver que l'on sème en automne et en hiver et qui fournissent un grain noir ou grisâtre, plus lourd que celui de la variété précédente.

L'avoine est dite de *bonne qualité*, quelle que soi sa variété, lorsque ses grains, dépourvus de rides, ont une écorce mince, quand ils sont homogènes et bien remplis. Pesante et sèche, cette avoine, qui coule aisément à la main, est exempte de poussières et de mauvaise odeur. Son poids n'est pas inférieur à 48 kilogrammes à l'hectolitre, et elle ne renferme jamais plus de 5 p. 100 de graines étrangères.

L'avoine est susceptible de présenter diverses altérations. Elle est dite :

Poussiéreuse, lorsque, récoltée sur des terrains calcaires ou emmagasinée dans des greniers sans avoir été l'objet de fréquents pelletages, elle renferme de la poussière;

Humide, quand elle dégage une odeur d'humidité et est peu coulante à la main; elle ne rebondit pas quand on la projette sur le plancher;

Moisie, si, répandant une forte odeur de moisi, elle a un aspect terne, colle à la main et est couverte de moisissures;

A *odeur de bateau*, lorsque, ayant séjourné dans les cales d'un navire, pendant une traversée, elle s'est imprégnée d'une vague odeur de goudron;

Rouillée, *charbonnée*, quand elle est envahie par des parasites : l'*aluci* dans le premier cas; le *charançon*, dans le deuxième cas. Ces petits animalcules vidant l'intérieur du grain, les avoines, ainsi altérées, sont peu nutritives.

L'avoine peut être *nouvelle* ou *surannée*. La première a un aspect plus brillant que l'avoine ancienne, elle est dépourvue des déchets poussiéreux que l'on peut rencontrer dans la seconde et qui sont produits par l'effritement de l'écorce des grains. Par contre, on rencontre toujours dans les avoines nouvelles des graines messicoles qui, n'ayant pas encore été l'objet d'une complète dessiccation, se présentent sous un aspect verdâtre.

L'avoine nouvelle a été et est encore accusée de nombreux méfaits; elle est considérée, par beaucoup de personnes, comme une denrée nocive et on l'incrimine de provoquer, chez le cheval, des troubles digestifs accompagnés de vertige.

Il nous semble que l'on a beaucoup exagéré les dangers de la consommation de l'avoine nouvelle, et, à notre avis, si cette dernière est bien sèche et récoltée dans de bonnes conditions, les troubles digestifs ne sont pas dus à cette avoine, mais ils sont plutôt provoqués par le changement brusque de régime, les chevaux mangeant avec avidité et broyant imparfaitement la denrée nouvelle.

Toutefois, afin d'éviter toute surprise, il est recommandé de ne mettre en consommation la jeune avoine que deux ou trois mois après sa récolte.

Quant à l'avoine *vieille*, dite *surannée*, on la reconnaît à ce qu'elle a perdu son brillant, est terne et offre une coloration plus foncée. Son amande, plus sèche et plus farineuse, est plus coriace et a un aspect corné.

DISS ET ALFA

Le *diss* et l'*alfa* sont susceptibles de faire partie de la ration des chevaux d'Algérie et, au cours des expéditions dans le Sud, on a souvent recours à ces Graminées pour la consommation et pour la litière.

Ce sont des fourrages de qualité inférieure, qui ne sont qu'imparfaitement nutritifs.

ALIMENTS DE SUBSTITUTION

Orge et farine d'orge.

Peu employée, en France, pour l'alimentation du cheval, l'*orge* n'y est consommée, en temps ordinaire, que comme aliment de substitution.

Elle est quelquefois introduite avantageusement dans la ration lorsque le prix de l'avoine atteint un peut rencontrer dans la seconde et qui sont produits par l'effritement de l'écorce des grains. Par contre, on rencontre toujours dans les avoines nouvelles des graines messicoles qui, n'ayant pas encore été l'objet d'une complète dessiccation, se présentent sous un aspect verdâtre.

L'avoine nouvelle a été et est encore accusée de nombreux méfaits; elle est considérée, par beaucoup de personnes, comme une denrée nocive et on l'incrimine de provoquer, chez le cheval, des troubles digestifs accompagnés de vertige.

Il nous semble que l'on a beaucoup exagéré les dangers de la consommation de l'avoine nouvelle, et, à notre avis, si cette dernière est bien sèche et récoltée dans de bonnes conditions, les troubles digestifs ne sont pas dus à cette avoine, mais ils sont plutôt provoqués par le changement brusque de régime, les chevaux mangeant avec avidité et broyant imparfaitement la denrée nouvelle.

Toutefois, afin d'éviter toute surprise, il est recommandé de ne mettre en consommation la jeune avoine que deux ou trois mois après sa récolte.

Quant à l'avoine *vieille*, dite *surannée*, on la reconnaît à ce qu'elle a perdu son brillant, est terne et offre une coloration plus foncée. Son amande, plus sèche et plus farineuse, est plus coriace et a un aspect corné.

DISS ET ALFA

Le *diss* et l'*alfa* sont susceptibles de faire partie de la ration des chevaux d'Algérie et, au cours des expéditions dans le Sud, on a souvent recours à ces Graminées pour la consommation et pour la litière.

Ce sont des fourrages de qualité inférieure, qui ne sont qu'imparfaitement nutritifs.

ALIMENTS DE SUBSTITUTION

Orge et farine d'orge.

Peu employée, en France, pour l'alimentation du cheval, l'*orge* n'y est consommée, en temps ordinaire, que comme aliment de substitution.

Elle est quelquefois introduite avantageusement dans la ration lorsque le prix de l'avoine atteint un noirâtre et dégage une odeur aigrelette. Une autre cause d'altération du son est son envahissement par des mites ou des larves de la farine.

Il ne faut pas distribuer le son en trop grande quantité et d'une façon permanente en raison de la grande proportion des sels minéraux qu'il renferme. Ceux-ci peuvent constituer, dans l'appareil urinaire et dans l'appareil digestif, des dépôts plus ou moins gros, appelés *calculs*, susceptibles de causer de grandes douleurs aux animaux.

Le son peut être donné au cheval, seul ou mélangé à d'autres aliments. Seul, il est distribué *sec* ou *mouillé*.

Nous ne sommes guère partisan de donner au cheval le son à l'état sec, car dès que cette denrée est ingérée sous cette forme, elle absorbe les sucs de l'estomac et peut provoquer de la surcharge alimentaire, cause de coliques graves. Il est préférable de donner le son mouillé, soit humecté, soit délayé dans beaucoup d'eau, c'est-à-dire sous forme de barbotage.

Fèves et fèveroles.

Les *fèves* et les *fèveroles* sont des aliments de substitution qui ont un grand pouvoir nutritif; mais ces graines doivent être distribuées modérément, à cause des accidents congestifs qu'elles peuvent provoquer.

Afin de faciliter la mastication et la digestibilité de la fève et de la fèverole, on donne ces aliments sous la forme concassée ou après une macération préalable.

Il est préférable d'utiliser la fèverole à la fève, en raison du petit volume de la graine et de la dureté moins grande de son enveloppe; il est reconnu, d'autre part, que les insectes qui attaquent la fève ne nuisent pas, dans la plupart des cas, à la fèverole.

La fève est susceptible d'être altérée par l'humidité ou par des parasites; ces derniers vivent dans l'intérieur de la graine, où ils se développent au détriment de sa partie nutritive.

Carottes.

Les *carottes* sont divisées en carottes *potagères* et carottes *fourragères*. Nous ne parlerons que de ces dernières, parmi lesquelles les deux variétés les plus répandues sont : la *carotte rouge* et la *carotte jaune de Flandre*.

Ces racines ne peuvent servir uniquement de base à l'alimentation du cheval, car elles renferment une trop grande quantité d'eau. Elles ne peuvent être employées que comme aliment de substitution ou comme complément de ration, parce que, consommées à haute dose, elles débilitent le cheval.

Distribuée modérément, la carotte est un excellent condiment, très recherché par les chevaux, à cause de sa saveur sucrée; elle est, en outre, un excellent régulateur des fonctions digestives, car elle possède des propriétés émollientes et rafraichissantes.

Fourrages verts.

Les *fourrages verts* sont des herbes fraiches que consomme le cheval, soit directement dans la prairie, soit à l'écurie.

La manière la plus rationnelle de faire consommer des fourrages verts à un animal est de le mettre en liberté, déferré, dans la prairie; au régime du vert viennent s'ajouter les effets salutaires du grand air et l'action bienfaisante du sol de la prairie fraîche sur les sabots.

Les fourrages verts sont ordinairement composés de *luzerne*, de *sainfoin* et de *trèfle*. Il y a lieu d'attendre, pour laisser paître le cheval, que la rosée matinale qui recouvre ces herbages ait disparu, car l'ingestion des fourrages verts mouillés provoque des fermentations dans le tube digestif qui se traduisent par des coliques souvent mortelles.

Lorsqu'il est impossible de faire consommer le vert à la prairie, on le distribue à l'écurie : ce fourrage doit être fauché de très bonne heure le matin, afin de pouvoir le donner à l'état frais; dans ce cas, il est indiqué, avant de le répartir aux chevaux, de l'étendre et de l'exposer au soleil et à l'air, afin de le débarrasser rapidement de la rosée qui le recouvre. En outre, comme les animaux sont très friands de ces herbages, il y a lieu, pour éviter qu'il ne soit trop avidement mangé par les chevaux, de le mélanger intimement à du foin ou à de la paille.

Le régime du vert étant débilitant et donnant la diarrhée au début, il est recommandé de ne distribuer que de petites quantités de fourrages verts que l'on mélange aux fourrages secs. Dès que l'organisme de l'animal est accoutumé à ce régime, on peut, sans inconvénient, augmenter la proportion de fourrages verts, sans toutefois dépasser la moitié de la ration de foin distribuée lorsqu'elle est destinée à un cheval en plein travail.

Le *modus faciendi* adopté dans l'armée française pour le régime du vert comporte les indications suivantes :

« *Lorsque le vert doit être donné dans les écuries, il est mélangé au fourrage sec et distribué à la plupart des chevaux* (1) *en faible proportion, de manière à les rafraichir sans les débiliter et sans forcer à interrompre le travail.*

» *Lorsque le vert doit être donné à la prairie ou à l'infirmerie, on se conforme aux prescriptions suivantes :*

» *Le vétérinaire propose, pour être soumis à ce régime spécial, les jeunes chevaux en mauvais état par suite de gourmes ou d'acclimatement difficile, les chevaux atteints d'inflammation chronique des organes digestifs ou d'affections de la peau, ceux dont les membres sont fatigués ou ceux dont les pieds sont altérés par la ferrure ou toute autre cause.*

» *Les chevaux reçoivent à l'écurie, outre le vert, les rations d'avoine et de paille qui leur sont attribuées.*

» *L'herbe, coupée quelques heures d'avance seulement, est conservée à l'abri dans un lieu bien aéré, étendue sur une couche de paille, pour éviter qu'elle ne se salisse au contact du sol et pour prévenir la fermentation. Elle n'est pas conservée plus de 24 heures, et on la donne par petites portions afin que les chevaux la mangent mieux et ne se dégoûtent pas.*

» *Pendant toute la durée de ce régime, les chevaux ne sont promenés qu'au pas.* »

Mashs.

On appelle *mash* un mélange d'aliments et de condiments qui constituent une nourriture rafraîchissante.

Les mashs sont donnés aux chevaux dont on arrête brusquement le travail et chez lesquels on diminue la

(1) Depuis le 15 juillet 1912, une circulaire ministérielle prescrit que les fourrages verts ne seront désormais distribués qu'aux jeunes chevaux et qu'aux malades et convalescents.

ration; ils sont distribués aussi aux animaux soumis à une ration intensive.

La composition du mash, pour un cheval, se compose de 1 kilogramme à 1 kgr. 500 d'avoine et de 5 à 6 décilitres de graine de lin dans 5 à 6 litres d'eau. Ce mélange est soumis à une ébullition prolongée pendant deux heures; on ajoute ensuite du son, on couvre le récipient et on laisse refroidir. A ce moment, on complète le mash avec du son et de la mélasse.

On entend aussi sous le nom de mash, des préparations contenant du foin et de la paille hachée, de l'avoine, du son, de la farine d'orge, de la graine de lin et du sel marin. Ces mashs sont distribués aux chevaux maigres, convalescents.

Pour les chevaux maigres, à appétit capricieux, on donne le mash dont la composition est la suivante :

Pour un cheval.	Foin et paille hachés.	200	grammes de chacun.
	Avoine. . . , ...	500	—
	Son.	160	—
	Farine d'orge....	80	—
	Sel marin.	10	—

Pour confectionner ce mash, on dispose ces matières dans un seau en ayant soin de placer au fond du récipient, l'avoine d'abord, le foin et la paille hachés ensuite. Cela fait, on verse deux litres environ d'eau bouillante, dans laquelle on a fait dissoudre le sel marin, puis on ajoute la farine d'orge et le son. On couvre ensuite le récipient à l'aide d'une couverture et on laisse refroidir.

Pour les chevaux échauffés par l'avoine ou atteints d'affections chroniques de l'intestin, on utilise le mash suivant, qui se prépare comme le précédent :

Pour un cheval.	Foin et paille hachés.	200	grammes de chacun.
	Avoine.	500	—
	Son.	160	—
	Graine de lin...	30	—
	Farine d'orge....	80	—
	Sel marin.	15	—

Alimentation sucrée.

Depuis quelques années, on distribue au cheval les déchets de la raffinerie du sucre. Les résidus de l'extraction du sucre de la betterave et de la canne, qui prennent le nom de *mélasses*, sont mélangés à la paille hachée, à du son, à de la tourbe, à des tourteaux, à du blé, etc., et on obtient ainsi un produit alimentaire auquel on a donné diverses appellations, suivant la substance à laquelle le résidu industriel est mélangé : *pailmel* (paille mélassée), *son mélassé*, *sucréine*, *tourbe mélassée*, *sugar-feed* (tourteaux et mélasse), *pain Pluchet* (blé et mélasse), etc.

En raison de sa consistance sirupeuse, de son contact gluant, la mélasse en nature, dite mélasse verte, ne peut être distribuée directement au cheval. Il faut la dissoudre dans l'eau chaude et arroser les fourrages secs avec la solution obtenue. C'est afin d'éviter ces manipulations qu'on a eu, dans le commerce, l'idée de mélanger la mélasse à des matières solides qu'elle imprègne.

L'introduction de la mélasse dans l'alimentation du cheval offre de grands avantages. Outre qu'elle est un aliment qui apporte à l'organisme une véritable source d'énergie, elle peut être employée pour faire accepter aux animaux des fourrages grossiers et pour rendre la paille appétissante et facile à digérer.

Les chevaux qui ne sont pas habitués à consommer des produits mélassés montrent, au début, une certaine répugnance à les accepter, mais ils ne tardent pas à s'en montrer très friands.

On ne doit pas abuser de l'alimentation sucrée, car la mélasse ayant, en raison des grandes quantités de matières minérales qu'elle renferme, des propriétés laxatives et diurétiques, la trop grande consommation de cette substance finit par provoquer des accidents graves du côté du tube digestif ou de l'appareil urinaire. La dose maximum que l'on peut distribuer à un cheval ne doit pas dépasser 2 kilogrammes ou 2 kgr. 500 pour un animal du poids de 500 kilogrammes.

Tarifs des substitutions.

En raison de la rareté de telle ou telle denrée entrant dans la composition de la ration du cheval de troupe, il peut se faire qu'on ait à modifier la composition de cette ration en diminuant la quantité d'une des denrées ou en la supprimant totalement et en la remplaçant par une quantité proportionnelle d'une autre.

Cet échange, qui ne doit être fait qu'exceptionnellement et avec l'assentiment du Commandement, ne peut avoir lieu que sur des bases déterminées par le Ministre de la guerre.

Ces bases, qui constituent les tarifs des substitutions, sont les suivantes :

1° *Grains en remplacement de l'avoine.*

Maïs.	Poids pour poids.
Orge.	1/10 du poids en sus.
Seigle.	Poids pour poids.
Blé.	2/3 du poids.
Fèveroles, fèves.	3/5 du poids.

2° *Fourrages en remplacement du foin.*

Sainfoin (1re coupe).	Poids pour poids.
Luzerne (1re et 2e coupe). . . .	Poids pour poids.

3° *Denrées pour les chevaux soumis à un régime spécial.*

Son amélioré (composé de 1/2 son, gros ou moyen, 1/4 recoupettes et 1/4 remoulages).	Moitié en sus de l'avoine
Farine d'orge.	8/10 du poids de l'avoine.
Carottes.	6 fois le poids de l'avoine.
Fourrages verts.	4 kilogrammes pour 1 kilogramme de foin sec.

De la ration.

On entend par *ration journalière*, la quantité de nourriture que chaque cheval consomme en vingt-quatre heures.

Physiologiquement, il y a deux sortes de rations : la première, qui a pour but de pourvoir à l'entretien du cheval, de le maintenir dans son poids normal, est dite *ration d'entretien*; la deuxième, dite *ration de production*, a pour mission de produire de l'énergie, de la force, et de mettre l'animal à même de fournir des efforts constants.

La ration d'entretien est susceptible de varier proportionnellement à la taille et au poids d'un animal; de même, la ration de production subit des modifications suivant que l'animal fournit journellement plus ou moins de travail.

Cela explique pourquoi, dans l'armée, les rations ne sont pas semblables dans toutes les catégories d'armes et dans toutes les circonstances.

Nous donnons ci-après les différentes rations allouées aux chevaux de l'armée dans toutes les armes, en garnison et aux manœuvres. (*Tarif du 4 août* 1894.)

Tarif des rations de fourrages en garnison et aux manœuvres.

RATIONS.	ARMES	RATIONS DE GARNISON.			RATIONS DE MANŒUVRES.			RATIONS DE FOURRAGES VERTS (3).			OBSERVATIONS.
		Foin.	Paille.	Avoine.	Foin.	Paille (minima)	Avoine.	Vert.	Paille.	Avoine.	
		kil. gr.	kil. gr.	kil. gr.	kil. gr.	kil. gr.	kil. gr.	kil. gr.	kil. gr.	kil. gr.	
Ration I.	Cuirassiers.	4 »	3 »	5 900	4 »	5 900	6 650	45 »	(2)	2 500	(1) La ration V est destinée aux mulets. (2) La paille de litière doit être fournie par l'adjudicataire des fourrages verts (2 kgr. 800 par cheval). (3) Une circulaire ministerielle du 23 juillet 1912 prescrit que, dans l'armée, les fourrages verts sont reservés *exclusivement* aux jeunes chevaux et aux chevaux malades et convalescents.
Ration II.	Artillerie...	3 850	2 800	5 600	3 850	5 750	6 450	45 »	(2)	2 500	
Ration III	Dragons....	3 500	2 700	5 200	3 500	5 500	6 150	45 »	(2)	2 500	
Ration IV	Chasseurs... / Hussards...	3 »	2 500	4 700	3 »	5 »	5 350	45 »	(2)	2 500	
Ration V.	(1)	3 »	2 500	4 500	3 400	4 900	5 500	45 »	(2)	2 500	
Algérie-Tunisie-Maroc.				Orge.			Orge.				
Ration VI............		3 »	2 500	4 »	3 »	4 500	4 500	»	»	»	

La ration journalière de chaque animal doit être distribuée dans le cours de la journée en trois repas suffisamment espacés, afin que le premier ait lieu le matin à la première heure, le deuxième à midi, le troisième le soir.

Le partage de la ration doit être fait de telle sorte que le repas principal ait lieu le soir; à ce moment, le cheval a tout le temps nécessaire pour manger avec lenteur et il digère tranquillement. Le repas de midi, moins copieux que celui du soir, doit être plus important que celui du matin, qui doit être sommaire et donné au moins une heure avant le travail.

Nous conseillons de répartir le foin, la paille et l'avoine de la manière suivante :

Matin : une petite quantité de foin, 1/4 de la ration d'avoine.

Midi : la totalité de la paille, 1/4 de la ration d'avoine.

Soir : le restant de foin et le restant d'avoine.

Comme tous les animaux, les chevaux ont besoin, pour manger, d'une tranquillité absolue; on doit, pour cette raison, éviter le plus possible de circuler dans les écuries pendant les heures des repas.

Il est des chevaux, gros mangeurs et gloutons, qui consomment le plus rapidement qu'ils peuvent la nourriture qui leur a été donnée, afin de pouvoir manger ensuite celle de leurs voisins. Ils troublent la tranquillité de ces derniers qui, insuffisamment alimentés, ne tardent pas à dépérir si cet état de choses persiste, et il ne faut pas hésiter à mettre à part ces animaux voraces.

Les boissons.

Les *boissons* que l'on distribue au cheval sont : *l'eau* et les *boissons alimentaires*.

L'eau est fournie à l'organisme par les aliments et par les boissons. Suivant l'état physique des aliments, l'eau est apportée en proportions variables, de sorte que la nature du régime, sec ou vert, influe sur la quantité d'eau qu'absorbe l'animal soumis à un de ces régimes. Il est bien connu que les sujets nourris de fourrages secs et de grains boivent plus que ceux qui absorbent des herbes vertes ou des racines aqueuses.

L'eau de boisson doit être fraîche, à une température entre 8° et 14° centigrades. Si elle est tiède, l'eau est d'une digestion difficile; les animaux en boivent en grandes quantités pour étancher leur soif, ce qui fatigue leurs organes digestifs. L'eau froide stimule l'appareil digestif, mais son usage prolongé amène de la congestion de l'intestin avec de la diarrhée.

Il faut à un cheval, pour étancher une soif normale, une distribution de 20 à 24 litres d'eau en moyenne par jour. En été, la quantité est sensiblement plus grande, car cet animal boit plus en été qu'en hiver.

Il est reconnu que si une trop grande absorption d'eau provoque des troubles digestifs accompagnés de coliques, la privation de liquide peut produire des troubles analogues.

Le moyen idéal pour abreuver un cheval est de placer auprès de lui un récipient renfermant de l'eau en permanence. L'animal ayant, de cette manière, toujours du liquide à sa disposition, boit quand il le désire.

Malheureusement, il est des cas où ce mode d'abreuvage est difficile, sinon impossible à réaliser.

La question de l'abreuvoir a une très grande importance et demande l'observation de règles dont il ne faut jamais se départir :

Les chevaux ne doivent jamais être abreuvés à jeun; on doit toujours, avant de les faire boire, leur faire manger un peu de foin et de paille, afin que l'eau qu'ils absorbent n'arrive pas dans un estomac vide. Si l'on ne prend pas cette sage précaution, on expose le cheval à des coliques graves.

Les animaux doivent boire à leur soif, mais il ne faut pas perdre de vue qu'un excès de liquide est nuisible et peut leur causer des indigestions très sérieuses.

Il est imprudent de laisser boire à un cheval très altéré, en une seule fois, la quantité d'eau qui lui est nécessaire. Il est sage de lui donner ce liquide en plusieurs fois.

Un animal en sueur ne doit pas être abreuvé dans cet état. S'il hésite à toucher à sa ration, on lui présente une petite quantité d'eau, maintenue à la température de l'écurie, afin de lui permettre de manger une partie du foin qu'on lui a distribué; quand il est reposé et séché, on l'abreuve complètement.

Parmi les *boissons alimentaires* qui ont pour but d'apaiser la soif et de calmer la faim, il faut citer le *lait*, les eaux chargées de farines ou de sons, encore appelées *barbotages*, et le *thé de foin*. Ce dernier est une boisson obtenue en versant de l'eau bouillante sur du foin de bonne qualité : c'est un liquide de couleur brune, de saveur agréable, possédant de réelles propriétés nutritives. Le thé de foin est distribué aux animaux débilités et dont l'appétit est capricieux ou nul.

Hygiène du travail.

Le cheval rend de grands services à l'humanité, en raison du travail qu'il produit. Cet animal, fort et énergique, fournissant avec ardeur et générosité les efforts que l'homme lui demande, doit être ménagé, et l'on ne doit exiger de lui qu'un travail modéré, proportionné à ses forces.

Suivant la manière dont il est ordonné, le travail peut être salutaire au cheval ou, au contraire, provoquer de graves désordres dans l'organisme de cet animal.

Si l'on exige du cheval plus de travail qu'il ne lui est possible d'en fournir, si l'on dépasse la limite de ses forces, l'animal étant plein de cœur, ne se refusant jamais aux besognes les plus dures, baisse rapidement d'état. Il maigrit, ses membres ne résistent pas au surcroît de travail imposé, de nombreuses tares apparaissent sur les articulations, l'arqûre des membres antérieurs survient, et l'organisme, affaibli, devient rapidement un terrain favorable à l'évolution des affections internes.

Le repos prolongé est aussi défavorable que le surmenage au bon état de santé de l'animal. Son énergie, son entrain disparaissent; les quatre membres deviennent le siège d'engorgements développés, et les pieds se resserrent. Les muscles, en s'atrophiant, perdent de leur puissance contractile; l'animal est mou et ne tarde pas à être envahi par la graisse; sa respiration n'a plus d'ampleur, et l'essoufflement fait son apparition au moindre exercice.

Il faut donc, d'après ce que nous venons de voir, que le travail produit soit modéré, car, outre que celui-ci retient l'animal dans un état constant de forces, il le prépare aussi à de grandes fatigues.

Le travail normal que l'on peut demander à un cheval ne peut être fixé d'une manière précise; il est susceptible de variations, suivant que l'animal est plus résistant, plus fort, mieux entraîné, et que l'alimentation qui lui est donnée est plus ou moins riche.

Un cheval fort et résistant, supporte mieux un travail pénible, qu'un animal débilité. Un sujet auquel on ne demande pas brusquement de grands efforts, que l'on amène à faire progressivement un dur travail, que l'on *entraine* à cette tâche pénible, se ressent moins des grands efforts qu'il fournit, qu'un animal qui n'a pas travaillé depuis longtemps. Enfin, un cheval qui est l'objet d'une alimentation en rapport avec les dépenses de son organisme, est capable d'une plus grande résistance qu'un animal insuffisamment alimenté.

Il faut poser, en principe, qu'un cheval doit, dans l'intérêt de sa santé, travailler quotidiennement. S'il n'est pas possible de le faire travailler journellement, on ne doit pas le laisser à l'écurie, mais remplacer le travail par une promenade assez longue, au moment le plus favorable de la journée.

La quantité de travail que peut fournir un animal est proportionnée au genre de service auquel il appartient. Il ne faut pas perdre de vue que le service de la selle est plus pénible que celui du trait; on a calculé, en effet, qu'un cheval portant sur le dos un poids de 120 kilogrammes à une allure de $1^m,10$ à la seconde, fournit un effort de 132 kilogrammes par seconde; tandis qu'un animal attelé à une voiture de poids moyen, à une allure de $0^m,90$ par seconde, produit un travail de 63 kilogrammes à la seconde.

Les allures ont aussi une influence sur le travail; l'effort, croissant proportionnellement à la masse de l'animal et à la vitesse fournie, le cheval éprouve moins de fatigue à l'allure du pas qu'à celle du trot et du galop.

IVe PARTIE

De la Ferrure.

On entend par *ferrure*, l'opération qui consiste à appliquer, méthodiquement, et à maintenir sous le sabot du cheval, à l'aide de clous, une semelle métallique appelée *fer*.

La ferrure a pour but d'empêcher l'usure du bord plantaire du sabot; sans elle, le cheval ne pourrait être employé d'une manière continue, comme moteur, sur les routes macadamisées et sur les pavés des villes, car la corne du sabot ne tarderait pas à s'user jusqu'au vif, et l'animal serait mis dans l'impossibilité de se tenir sur ses membres et de déployer ses forces.

On appelle *ferrure normale*, celle qui convient aux pieds bien conformés; celle qui s'adresse aux pieds défectueux est dénommée *ferrure exceptionnelle*.

FERRURE NORMALE

Description du fer normal. — Le fer à cheval est une bande métallique, contournée sur elle-même dans le sens de son épaisseur, affectant la forme du bord inférieur de la paroi dont elle empêche l'usure.

Le fer présente à considérer : *deux faces, deux bords* et *deux extrémités.*

1° La *face supérieure* (A, fig. 82), qui se trouve en contact direct avec le sabot, est pourvue de petites ouvertures, livrant passage à la lame des clous, qui sont les *contre-perçures;*

2° La *face inférieure* (B, fig. 82), en contact avec le sol, lorsque le pied est posé à terre, offre des trous rectangulaires, creusés dans le fer et destinés à loger les têtes des clous, appelés *étampures.*

Ce étampures, qui correspondent aux contre-perçures, sont en nombre variable suivant les diverses dimensions des fers. Elles sont ordinairement au nombre de six, huit ou dix, pour chaque fer.

On dit que le fer est *étampé à gras*, quand les étampures sont éloignées de son bord externe; il est *étampé à maigre*, quand elles sont rapprochées de ce bord.

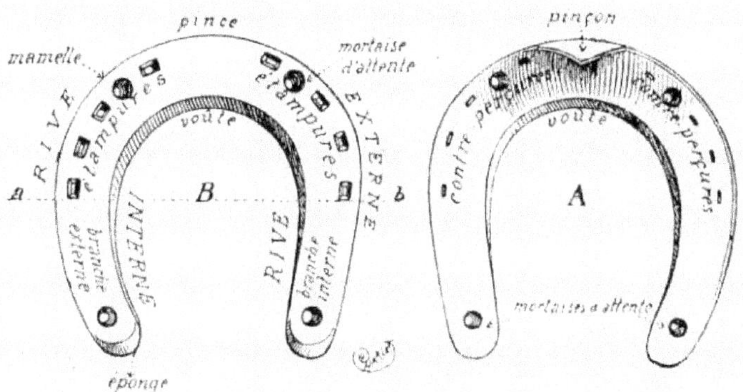

B face inférieure. Fer de devant. A face supérieure.

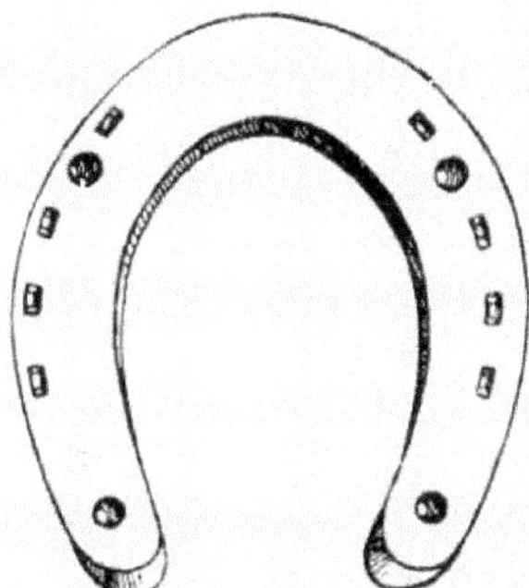

Fer de derrière. — Face inférieure.

Fig. 82.

En général, les fers sont étampés plus *à gras* sur la branche externe, et plus *à maigre* sur la branche interne.

Les fers employés dans l'armée, pendant la saison d'hiver, comportent, dans leur épaisseur, indépendamment des étampures, quatre trous filetés, appelés *mortaises d'attente*, situés : deux au niveau des mamelles et deux en éponges. Ces mortaises traversent le fer d'une face à l'autre, et leur rôle est de recevoir des *crampons* dits *à glace*, qui ont pour but d'empêcher le cheval de glisser et de tomber sur la neige et le verglas.

3° Le *bord externe*, encore appelé *rive externe* (fig. 82), forme le contour du fer et se subdivise en :

pince (fig. 82), située à la partie antérieure du fer et correspondant à la pince de la paroi;

mamelles (fig. 82), *du dehors* et *du dedans*, situées de chaque côté de la pince;

branches (fig. 82), *du dehors* et *du dedans*, qui correspondent aux quartiers de la paroi et s'étendent des mamelles à l'extrémité du fer;

éponges, qui correspondent aux talons du sabot et ne sont autres que les extrémités des branches. Les éponges sont arrondies et biseautées.

4° Le *bord interne*, ou *rive interne*, est le contour intérieur dont la partie centrale est appelée *voûte* (fig. 82).

On appelle *épaisseur* du fer, la partie comprise entre la face supérieure et la face inférieure.

La *couverture* ou *largeur* du fer est la partie limitée par la rive interne et la rive externe. Le fer est dit *couvert* ou *dégagé*, suivant qu'il est large ou étroit.

La *tournure* est la forme donnée au fer; elle est celle du contour du pied.

L'*ajusture* est une incurvation que le maréchal donne à la face supérieure du fer, suivant sa longueur, au niveau de la pince et des mamelles, pour empêcher le contact de cette face avec la sole.

Il existe deux sortes d'ajusture : *l'ajusture française* et *l'ajusture anglaise*.

La première est représentée par une incurvation régulière donnée à la face supérieure du fer, au niveau de la pince et des mamelles, les branches restant à plat (fig. 83).

Dans *l'ajusture anglaise*, la partie de la face supérieure du fer qui correspond au bord plantaire de la paroi est plane et appelée *siège;* celle qui correspond à la sole, évidée à la lime en forme de biseau, est appelée *talus* et intéresse le pourtour du fer, excepté en éponges (fig. 83).

L'ajusture française est dite *bonne* quand l'incurvation, assez accusée en pince, diminue progressivement en arrière, puis disparaît vers le milieu des branches dont la partie postérieure est plane; elle est *mauvaise* quand elle se montre irrégulière; *trop forte* ou *trop faible* quand elle est exagérée ou insuffisante.

La partie du fer qui déborde le pied en dehors et en dedans à partir de la dernière étampure jusqu'en éponges, lorsque le pied est posé à terre, est appelée *garniture*. Cette dernière a pour but d'augmenter la surface d'appui.

Une garniture *trop forte* expose le cheval à se dé-

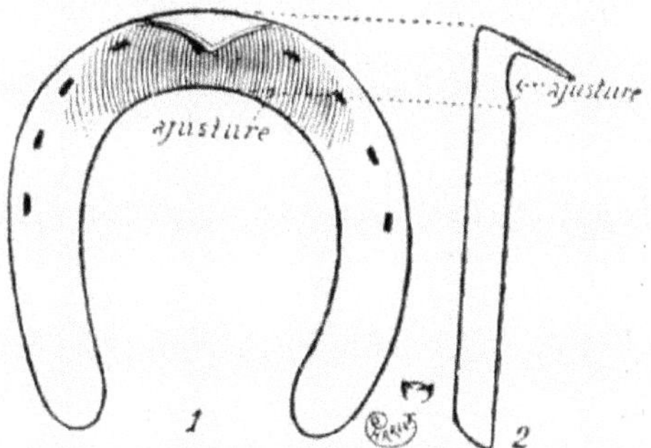

Ajusture française.
1 fer vu de face. 2 fer vu de profil.

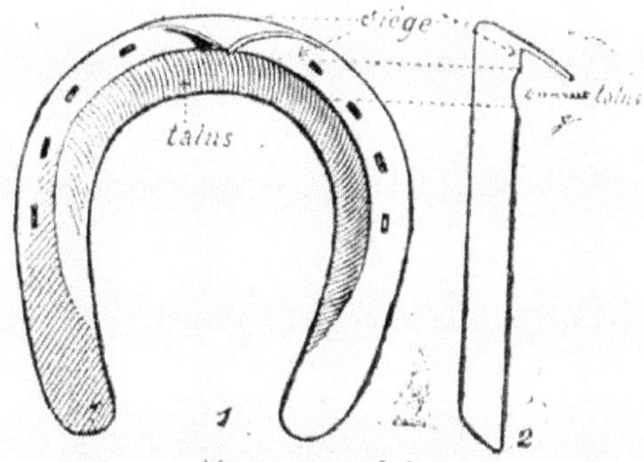

Ajusture anglaise.
1 fer vu de face. 2 fer vu de profil.

Fig. 83.

ferrer; elle est *normale*, lorsqu'une ligne fictive *a b*, partant de la couronne du pied et tombant verticalement sur le sol, est tangente à la rive externe du fer (fig. 84).

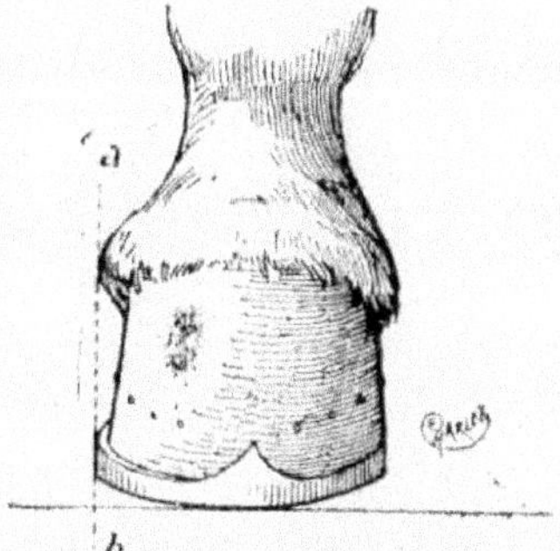

Garniture normale.

Fig. 84.

On entend par *crampons*, des replis du fer levés en éponges afin de hausser les talons.

La *mouche* est un petit crampon, de forme cubique, levé parfois à l'éponge interne.

Les *pinçons* représentent de petites languettes triangulaires, à sommet supérieur, obtenues par le martèlement du fer (fig. 82 et 83); ils ont pour but de consolider la ferrure, d'où ce vieux dicton : « *Un pinçon vaut deux clous.* » On lève le plus ordinairement les pinçons en pince ou en mamelles.

Les fers à cheval sont distingués en *fer de devant* (droit et gauche) et *fers de derrière* (droit et gauche), suivant qu'ils sont destinés aux sabots antérieurs ou aux sabots postérieurs.

Le fer de devant a, comme le pied auquel il est destiné, une forme assez régulièrement arrondie, mais sa branche interne est moins incurvée que l'externe (fig. 82). Il est porteur de six à huit étampures, également espacées les unes des autres, dont deux en pince; les deux dernières sont situées de telle sorte qu'une ligne imaginaire *a b*, les réunissant, doit couper le fer en deux parties égales (fig. 82).

Le fer de derrière, moins arrondi que le précédent, se rapproche de la forme ovale. Il est dépourvu d'étampures en pince, lesquelles sont remplacées par un fort pinçon, et les deux dernières sont plus rapprochées des éponges que celles du fer de devant (fig. 82).

On distingue aisément le fer droit de devant ou de derrière, du fer gauche; sa branche externe est plus incurvée et étampée plus à gras que la branche interne.

FERRURE EXCEPTIONNELLE

Le pied du cheval peut être rendu *défectueux* par *défauts de volume*, par *défauts d'aplomb*, par *défauts de conformation* et par *défauts de qualité de la corne.*

A. — Défauts de volume.

On peut rencontrer des pieds *trop grands, trop petits* ou *inégaux.*

Pied trop grand. — On appelle ainsi le pied trop volumineux par rapport au corps qu'il supporte. Il offre l'inconvénient de rendre l'animal maladroit pendant les allures et il l'expose à se couper et à buter.

Genre de ferrure. — Ferrure ordinaire.

Pied trop petit. — Ce pied est trop peu volumineux, proportionnellement au corps de l'animal. Le pied trop petit, délicat et sensible, expose l'animal à boiter.

Genre de ferrure. — Fer ordinaire avec une bonne garniture pour augmenter la surface d'appui.

Pieds inégaux. — Cette défectuosité est grave, car le pied le plus petit est un pied qui a été malade. Le cheval qui a un pied plus petit que l'autre est un animal qui a boité, boite ou boitera de cette extrémité.

Genre de ferrure. — Ferrer le pied le moins développé comme un pied trop petit, c'est-à-dire avec une bonne garniture; l'autre pied est ferré de la manière ordinaire.

B. — Défauts d'aplomb.

Le *pied de travers*, le *pied panard*, le *pied cagneux*, le *pied pinçard*, le *pied rampin*, le *pied à talons bas*, le *pied à talons hauts*, le *pied à talons fuyants*, sont des pieds qui présentent de mauvais aplombs.

Pied de travers. — On entend ainsi, le pied dont la corne n'a pas été enlevée régulièrement pendant une ou plusieurs ferrures; il a perdu son aplomb et penche du côté où il a été enlevé le plus de corne.

Le côté du sabot surchargé de poids finit, après plusieurs mauvaises opérations semblables, par se resserrer et le talon correspondant chevauche son congénère.

Genre de ferrure. — Ferrure ordinaire, en ayant soin de n'enlever de la corne que du côté où il y a un excédent; ne pas toucher, jusqu'à ce que le pied ait son aplomb normal, à la région de la paroi à laquelle on a maladroitement retranché trop de corne au cours des ferrures précédentes.

Pied panard. — On dit qu'un pied est *panard* (fig. 67) quand sa pince est tournée en dehors. Il y a excès d'appui sur le talon externe et sur la mamelle interne; le talon du dedans chevauche souvent celui du dehors.

Genre de ferrure. — Mettre le pied bien d'aplomb

en enlevant suffisamment de corne au côté du dehors et en respectant le côté du dedans. Le fer s'usant, par la marche, fortement en mamelle interne, appliquer au pied panard un fer à branche interne, plus large, plus couverte qu'à l'ordinaire.

Pied cagneux. — A l'inverse du précédent, le pied cagneux (fig. 68) a la pince tournée en dedans; l'appui se fait avec excès sur la mamelle externe et sur le talon interne; le talon du dehors chevauche le plus ordinairement celui du dedans.

Genre de ferrure. — Enlever suffisamment de corne du côté du dedans et ménager le côté externe.

Prévenir l'usure du fer en mamelle externe en appliquant un fer dont la branche externe sera plus couverte qu'à l'ordinaire.

Pied pinçard. — Le pied pinçard (fig. 85) est celui dont la pince est courte et droite; les talons, souvent hauts et écartés, ne touchent pas le sol, l'appui du pied ne se faisant que par la pince.

Le cheval n'est guère pinçard que des pieds de derrière.

Genre de ferrure. — Enlever le plus possible de corne, sans arriver toutefois jusqu'au vif, et ménager les talons.

Appliquer le fer pinçard qui est représenté par un fer épais et couvert en pince; les étampures sont placées exclusivement sur les branches, la pince et les mamelles en sont dépourvues.

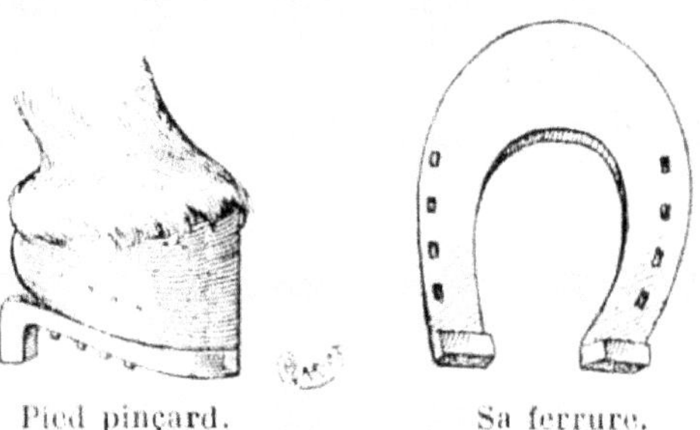

Pied pinçard. Sa ferrure.

Fig. 85.

Pied rampin. — Ce pied représente l'exagération du pied pinçard. La paroi perpendiculaire ou oblique de haut en bas et d'avant en arrière traîne sur le sol pendant la marche. Les talons sont très hauts.

Genre de ferrure. — Même ferrure que pour le pied pinçard; on adapte au fer, pour pied rampin, des crampons dont l'élévation est calculée sur la distance qui sépare les talons du sol.

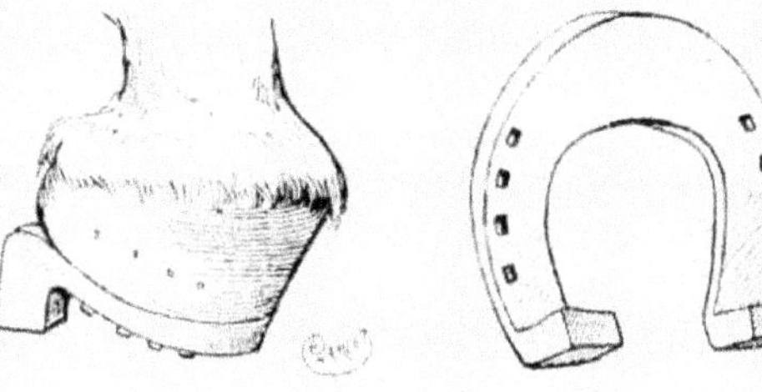

Pied rampin. Sa ferrure.

Fig. 86.

Pieds à talons bas. — Le poids du corps du cheval est, dans ce cas, porté en arrière et écrase les talons. Ceux-ci poussent peu et ont de la tendance à se resserrer.

Genre de ferrure. — Enlever de la corne en pince; ne pas toucher aux talons. Appliquer un fer un peu long muni d'une bonne garniture.

Pieds à talons hauts. — Ce pied a une sole creuse, et sa fourchette est éloignée du sol.

Genre de ferrure. — Enlever de la corne en talons, ménager la pince. Appliquer un fer dont l'épaisseur en éponges est plus faible qu'en pince.

Pieds à talons fuyants. — C'est un pied dont les talons sont longs et très obliques de haut en bas et d'arrière en avant. Le poids du corps est rejeté en arrière et les chevaux qui présentent ces pieds défectueux fatiguent au repos et en marche.

Genre de ferrure. — Enlever, autant que possible, de la corne en pince et en talons. Appliquer un fer dépourvu d'étampures en pince, avec un bon pinçon qui remplace les étampures (ce genre de fer est appelé *fer à la battière*) et que l'on incruste fortement dans la paroi. Le fer doit, en outre, être long.

C. — Défauts de conformation.

Parmi ces défectuosités, il convient de citer : le *pied plat*, le *pied comble*, le *pied long en pince*, le *pied encastelé*, le *pied à quartier resserré*, le *pied à talons chevauchés*, le *pied à talons serrés*, le *pied plat à talons serrés*, le *pied à talons serrés du haut* et le *pied à talons serrés du bas*.

Pied plat. — On appelle ainsi le pied dont la paroi est évasée, dont les talons sont bas et écartés, la sole plate et sensible, les barres inclinées. Ce pied défectueux détermine une surcharge des talons et prédispose aux meurtrissures de la sole.

Genre de ferrure. — Ne pas toucher aux talons pour l'enlèvement de la corne, qui ne se fera que sur la région de la pince. Adapter un fer couvert à ajusture anglaise.

Pied comble. — Cette défectuosité est une exagération du pied plat avec, en plus, un bombement très net de la sole.

Ce pied, délicat, sensible, provoque très fréquemment des boiteries.

Genre de ferrure. — Même indication que pour le pied plat.

Pied long en pince. — On entend par *pied long en pince* celui qui est allongé en pince, aplati et mince en quartiers, à talons fuyants.

Genre de ferrure. — Faire sauter la corne de pince, ménager les talons. Appliquer un *fer à la battière* (sans étampures en pince) et ferrer long en talons.

Pied encastelé. — Le pied *encastelé* est un pied atteint d'un resserrement des quartiers et des talons ou de tout son pourtour. Haut et droit, moins large en bas qu'en haut, ses talons sont rentrés, sa sole est creuse, la fourchette est atrophiée et les barres ont une direction verticale.

On rencontre fréquemment des pieds encastelés sur les chevaux du Midi.

Genre de ferrure. — Enlever de la corne comme à l'ordinaire. Appliquer un fer dit *désencasteleur* : *fer à croissant*, *fer à planche*, *fer à traverse*, *fer à oreilles*, *fer Poret*, *fer Charlier*. Tous ces différents fers ont pour but de combattre l'encastelure, soit en faisant participer la fourchette à l'appui, soit en écartant les talons.

Le *fer à croissant* est un demi-fer peu épais, à quatre ou six étampures, dont les extrémités sont disposées en biseau de dessus en dessous et incrustées dans la paroi. Il a pour but de permettre à la fourchette de participer à l'appui.

Le *fer à planche* est plus mince et plus couvert que le fer ordinaire, et ses éponges sont réunies par une traverse droite plus large que les branches. Sa rive interne décrit un ovale régulier. Cette traverse s'interposant entre la sole et la fourchette, quand le pied est posé à terre, permet un appui à la fourchette.

Le fer à planche offre l'inconvénient d'être lourd et de faciliter les glissades.

Le *fer à traverse* ne diffère du précédent qu'en ce que la traverse, au lieu de faire corps avec le fer, est rapportée et rivée en éponges sur la face supérieure de la semelle métallique. Il a le même but et il offre l'avantage d'être moins glissant.

Le *fer à oreilles* est un fer dont les éponges, carrées et couvertes, sont repliées, de dessous en dessus, par leur angle interne et dans toute leur largeur, de manière à former deux plans inclinés, obliques, sur lesquels reposent les talons.

Ce fer écarte les talons par le propre poids de l'animal. Il est assez brutal et peut déterminer des boiteries, si les plans, étant peu inclinés, l'écartement est trop violent.

Le *fer Poret*, qui porte le nom de son inventeur, est un fer, le plus souvent en acier, ajusté à l'anglaise, sans garniture, dont la largeur et l'épaisseur vont en diminuant progressivement des mamelles aux éponges. Cette disposition a pour but de faciliter l'appui de la fourchette sur le sol.

Le *fer Charlier*, qui a pour mission de faire participer la sole et la fourchette à l'appui, est plus épais que large, d'une égale épaisseur partout; il a la tournure exacte du pied. Sa face supérieure est plus étroite que sa face inférieure et il est logé dans une encoche, appelée *feuillure*, faite à l'aide d'instruments spéciaux, sur toute la périphérie du bord inférieur de la paroi.

Ce fer, qui ne comporte pas d'ajusture, est employé seulement pour les pieds de devant.

Pied à quartier resserré. — On appelle ainsi un pied dont la paroi du quartier est mince et dont le talon correspondant chevauche souvent le talon opposé.

Genre de ferrure. — Appliquer un fer dont la branche correspondant au quartier resserré est couverte, afin de donner de la garniture en cet endroit.

Pied à talons chevauchés. — C'est un pied dont les talons ne sont pas sur la même ligne, l'un des deux, le plus souvent le talon interne, surmontant l'autre. Toujours le talon surélevé est serré.

Genre de ferrure. — Mêmes indications que pour le pied précédent, mais en raccourcissant la branche correspondant au talon qui chevauche, afin qu'elle ne porte pas sur ce talon et que celui-ci puisse descendre.

Pied à talons serrés. — Ce pied a les talons très rapprochés l'un de l'autre; la fourchette atrophiée est très éloignée du sol et la sole est creuse.

Genre de ferrure. — Si le resserrement est faible, on applique un fer normal avec suffisamment de garniture; on adapte un fer à éponges couvertes si le resserrement est plus accusé.

Pied plat à talons serrés. — Ainsi que son nom l'indique, ce pied présente les deux défectuosités déjà citées.

Genre de ferrure. — Fer à planche, fer à traverse, ou fer couvert.

Pied à talons serrés du haut. — On qualifie ainsi un pied dont les talons sont serrés au niveau du bourrelet et évasés par le bas.

Genre de ferrure. — Fer à planche ou à traverse.

Pied à talons serrés du bas. — Il est caractérisé par des talons rapprochés par le bas.

Genre de ferrure. — Fer à éponges couvertes ou fer à planche.

D. — Défauts de qualité de la corne.

Pied gras. — Le pied gras est celui dont la corne n'est pas suffisamment dure pour offrir aux clous une implantation convenable.

Genre de ferrure. — Enlever la corne avec ménagement et éviter de prolonger le contact du fer chaud sur le pied. Appliquer un fer ajusté à l'anglaise; employer des clous à lame mince.

Pied maigre. — Encore appelé *sec*, ce pied est celui dont la corne est sèche et cassante. En général, il est creux et sa fourchette est atrophiée.

Genre de ferrure. — Employer un fer léger à traverse ou à croissant.

Pied dérobé. — Ce pied est caractérisé par des ébréchures que comporte le bord inférieur de sa paroi, par suite de l'éclatement de la corne. Le pied se dérobe quand l'animal marche déferré ou à la suite de l'application des clous.

Genre de ferrure. — Faire tomber tous les éclats de corne et arrondir le bord inférieur de la paroi à l'aide de la râpe.

Appliquer un fer *à caractère.* On appelle ainsi un fer dont les étampures sont irrégulièrement distribuées sur les branches, disséminées de manière à correspondre aux parties de la paroi susceptibles de supporter l'implantation des clous.

Pied à paroi séparée de la sole. — On entend par cette qualification un pied qui présente de la désunion au niveau de la paroi et de la sole.

Genre de ferrure. — Enlever l'excédent de paroi avec ménagement. Fer couvert, ajusté à l'anglaise.

TABLE DES MATIÈRES

Paris et Limoges. — Imp. milit. H. CHARLES-LAVAUZELLE.

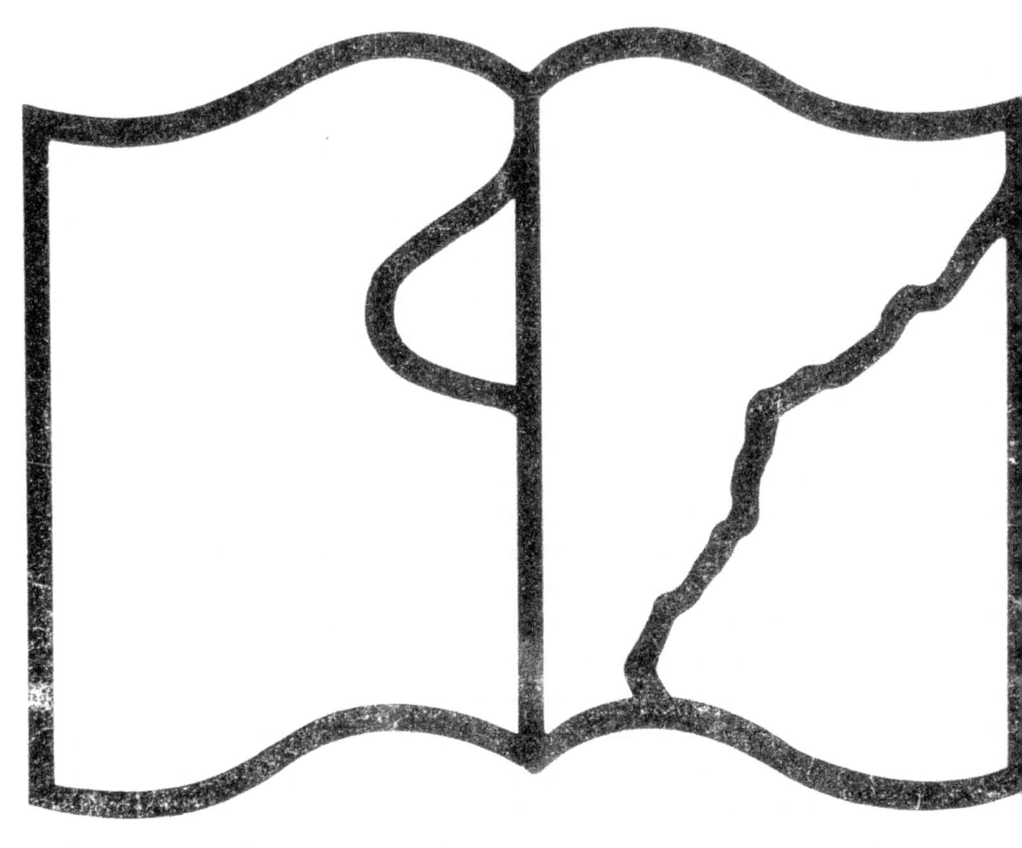

Texte détérioré — reliure défectueuse

NF Z 43-120-11

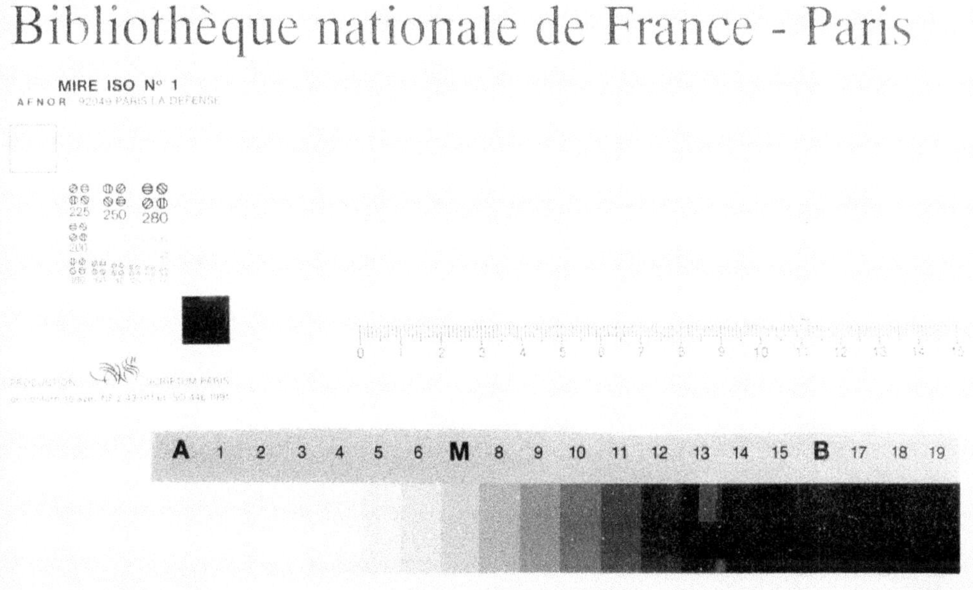

www.ingramcontent.com/pod-product-compliance
Ingram Content Group UK Ltd.
Pitfield, Milton Keynes, MK11 3LW, UK
UKHW022102260726
13993UKWH00001B/265